Lujaw Tuladhar

# Farmacoterapia na infeção pulmonar em doentes com DPOC

Lujaw Tuladhar

# Farmacoterapia na infeção pulmonar em doentes com DPOC

## Identificação do organismo responsável pela infeção pulmonar e padrão de prescrição para o tratamento da DPOC

ScienciaScripts

Cover image: www.ingimage.com

This book is a translation from the original published under ISBN 978-620-2-30266-1.

Publisher:
Sciencia Scripts
is a trademark of
Dodo Books Indian Ocean Ltd. and OmniScriptum S.R.L publishing group

120 High Road, East Finchley, London, N2 9ED, United Kingdom
Str. Armeneasca 28/1, office 1, Chisinau MD-2012, Republic of Moldova, Europe
Managing Directors: Ieva Konstantinova, Victoria Ursu
info@omniscriptum.com

Printed at: see last page
**ISBN: 978-620-8-54339-6**

#### RECONHECIMENTO

A realização de cada tarefa é conseguida através da aquisição de conhecimentos e sabedoria. Várias pessoas ajudaram na realização deste projeto. Aproveito este privilégio para agradecer a todos e a cada um, com toda a gratidão.

Agradeço, antes de mais, a todos os meus sujeitos de investigação que deram vida à minha tese e sem cuja colaboração esta não seria um êxito.

Dr. Saraswati M Padhye, presidente do comité de revisão da instituição, KMCTH, que me permitiu utilizar as instalações da faculdade e do hospital para a minha tese.

Expresso a minha gratidão e o meu agradecimento ao meu orientador, Dr. Robindra Nath Borah, Professor e Diretor do Departamento de Farmacologia, pelo seu apoio constante e pela orientação inspiradora com que esta tese foi preparada.

Estou muito grato à minha co-orientadora, a Dra. Arpana Neopane, Professora do Departamento de Medicina Interna, que, apesar da sua agenda preenchida, me orientou ao longo do meu estudo. Com os seus conhecimentos e durante este período, não só aprendi a ser uma boa aluna, como também adquiri as qualidades necessárias para ser uma boa pessoa. As suas sugestões constantes, as suas críticas construtivas e os seus conselhos frequentes ajudaram-me a preparar esta tese. A sua visão, os seus comentários e o seu encorajamento ajudaram-me a organizar o meu trabalho.

Agradeço sinceramente ao Dr. Anil Kumar Kela, Professor e ao Dr. Keshab Raj Poudel, Professor Assistente do Departamento de Farmacologia, pelo seu apoio e encorajamento constantes ao longo do estudo.

Estou verdadeiramente grato ao Prof. Dr. Nhuchhe Ratna Tuladhar pelo seu esforço contínuo durante a preparação da minha tese e também ao Dr. Eans Tara Tuladhar e ao Sr. Umesh Aryal pelo seu esforço árduo e tempo valioso em matéria de estatística.

Agradeço ao Dr. Bishal Poudel, residente do Departamento de Medicina Interna, pelo seu apoio e encorajamento constantes durante o internamento no hospital.

Os meus agradecimentos ao Dr. Binay Shrestha, ao Sr. Sanjay Mani Dixit e ao Sr. Eurik Ranjit pela sua disponibilidade contínua e também a todos os membros do corpo docente do Departamento de Farmacologia pelo seu apoio e cooperação.

Por último, é com grande prazer que agradeço ao Dr. Binod Raut, ao Dr. Amshuman Shrestha, ao Dr. Ramesh Bichha, à Dra. Anna Acharya, ao Sr. Jagadishwor Maharjan, ao Sr. Kamal Kandel, à Sra. Sarina Kusma e à Dra. Shrijana Chaudhar, bem como a todos os meus colegas pelas suas sugestões e apoio.

# ÍNDICE


| | |
|---|---|
| CAPÍTULO 1 | 6 |
| CAPÍTULO 2 | 9 |
| CAPÍTULO 3 | 11 |
| CAPÍTULO 4 | 12 |
| CAPÍTULO 5 | 46 |
| CAPÍTULO 6 | 50 |
| CAPÍTULO 7 | 70 |
| CAPÍTULO 8 | 78 |
| CAPÍTULO 9 | 80 |

# ABREVIATURA

| | | |
|---|---|---|
| BB | : | Beta blockers |
| BT | : | Balance Training |
| CAD | : | Coronary artery disease |
| CAP | : | Community acquired pneumonia |
| CF | : | Cystic Fibrosis |
| CHF | : | Congestive Heart Failure |
| COPD | : | Chronic obstructive pulmonary disease |
| CS | : | Cigarette smoking |
| CV | : | Cardiovascular |
| DM | : | Diabetes mellitus |
| $FEV_1$ | : | Forced expiratory volume in 1 second |
| GC | : | Glucocorticoids |
| GOLD | : | Global initiative for chronic obstructive lung disease |
| HTN | : | Hypertension |
| ICS | : | Inhaled Corticosteroids |
| IHD | : | Ischemic Heart Disease |
| IL | : | Interleukin |
| INSPIRE | : | Investigating New Standards for Prophylaxis in Reducing Exacerbations |
| IV | : | Intra Venous |

| | | |
|---|---|---|
| LABA | : | Long Acting Bronchial Agonist |
| LAMA | : | Leave against medical advice |
| MCL | : | Microliter |
| MICU | : | Medical intensive care unit |
| NS | : | Non-smoker |
| OPD | : | Out Patient Department |
| PEFM | : | Peak expiratory flow meter |
| PEFR | : | Peak expiratory flow rate |
| PS | : | Past smoker |
| RCT | : | Randomized control trial |
| SGRQ | : | St. George Respiratory Questionaire |
| UTI | : | Urinary tract infection |

# CAPÍTULO 1

# RESUMO

## OBJECTIVO

O objetivo deste estudo foi identificar o agente causador e os fármacos antimicrobianos na infeção pulmonar em doentes com exacerbação aguda de DPOC. O estudo também observou a eficácia dos broncodilatadores (através do medidor de pico de fluxo expiratório) em combinação utilizados para o tratamento de doentes com AECOPD internados no hospital. O estudo determinou o antimicrobiano mais eficaz e a combinação de medicamentos mais adequada de broncodilatadores para o seu tratamento.

## Antecedentes

A DPOC é a terceira doença mais grave em todo o mundo, causando morbilidade e mortalidade crónicas, e é também a principal causa de internamento hospitalar. No entanto, a DPOC continua a ser subdiagnosticada e não tratada. Uma das razões para tal pode ser o facto de muitos médicos ainda acreditarem que não existe um tratamento eficaz para a DPOC, sendo o doente totalmente culpado, uma vez que uma das principais causas desta doença é o consumo de cigarros, juntamente com outros poluentes a que o doente fica exposto em condições exteriores e interiores.

Embora seja verdade que ainda não foi descoberto nenhum agente que possa reverter o processo da doença. Atualmente, existe uma série de terapias farmacológicas e não farmacológicas que podem aliviar a dispneia, aumentar a capacidade de exercício, reduzir a frequência das exacerbações, a hospitalização e a necessidade de utilização de medicação de resgate, melhorando assim a qualidade de vida.

## CONCEPÇÃO DO ESTUDO

Tratou-se de um estudo transversal prospetivo de base hospitalar.

### Definições

### Sujeitos e métodos

Foi utilizado um formulário de questionário para recolher informações dos doentes com DPOC. Este abrange todos os pormenores dos doentes, como o nome, a idade, o sexo, a morada, a profissão, a história de tabagismo e o estatuto socioeconómico. A técnica adoptada foi a entrevista pessoal com o doente, tendo sido pedido a cada doente que impelisse ar para o medidor de fluxo expiratório máximo. Os dados foram recolhidos todos os dias no hospital universitário da faculdade de medicina de Catmandu e no hospital comunitário de Duwakot.

As amostras de expetoração foram colhidas utilizando um recipiente estéril de boca larga e foram enviadas para o Departamento de Microbiologia para microscopia, cultura e sensibilidade da expetoração, KMCTH. O organismo mais dominante foi considerado como agente etiológico. Foi observada a utilização de diferentes antibióticos e a duração da estadia do doente.

### Resultados

A AECOPD foi predominante nas mulheres do que nos homens. O grupo etário mais comum foi o dos 61-70 anos, seguido do dos 51-60 anos. A DPOC estava associada a múltiplas condições de co-morbilidade. A mais comum foi o Cor-pulmonale. Embora o tabagismo tenha sido considerado o fator de risco mais importante para a DPOC, a DPOC foi igualmente prevalente nos não fumadores e nos ex-fumadores. A razão subjacente à DPOC nas mulheres e nos não fumadores pode ser o seu maior envolvimento na poluição do ar interior. A duração média do internamento hospitalar foi de 6 dias para a melhoria clínica dos doentes com DPOC. O organismo mais comum isolado da amostra de expetoração foi o *Streptococcus pneumoniae* e *a Pseudomonas aeruginosa*. O medidor de fluxo expiratório máximo não foi capaz de detetar a taxa de fluxo expiratório máximo no momento da admissão devido à sua própria limitação. No entanto, no momento da alta, a maioria dos pacientes tinha PEFR de cerca de 60L/min. Portanto, 60L/min foi o valor de corte para a melhoria clínica no paciente com DPOC. Registou-se uma melhoria significativa nos doentes tratados com medicamentos como a levofloxacina e a amicacina.

**Conclusão**

No presente estudo, a AECOPD não pode ser tratada com um único medicamento. Requer uma terapia medicamentosa múltipla que inclui agonista β2, metilxantina, anticolinérgicos, corticosteróides, mucolíticos e antibióticos.

**Palavras-chave:**

Exacerbação aguda da DPOC , Antimicrobianos, Cultura e teste de sensibilidade, resistência aos medicamentos, medidor de pico de fluxo expiratório, broncodilatadores, anticolinérgicos, esteróides.

# CAPÍTULO 2
# INTRODUÇÃO

A Doença Pulmonar Obstrutiva Crónica (DPOC) é um termo que se refere a duas doenças pulmonares, a bronquite crónica e o enfisema. O termo DPOC é utilizado porque ambas as doenças são caracterizadas por uma obstrução ao fluxo de ar que interfere com a respiração normal e as duas doenças coexistem frequentemente. A sua componente pulmonar é caracterizada por uma limitação do fluxo de ar que não é totalmente reversível. A limitação do fluxo aéreo é geralmente progressiva e está associada a uma resposta inflamatória do pulmão a partículas ou gases nocivos.[1]

A doença pulmonar obstrutiva crónica (DPOC) é uma das principais causas de morbilidade e mortalidade crónicas em todo o mundo. De acordo com o estudo sobre o peso global da doença em 2010, a DPOC era a sexta principal causa de morte a nível mundial em 2001, mas passou para o terceiro lugar em 2010, logo a seguir à doença cardíaca isquémica e ao acidente vascular cerebral. 328 milhões de pessoas são afectadas pela DPOC.[2]

As bactérias são isoladas da expetoração em 40-60% dos doentes com DPOC. A colonização crónica do trato respiratório pelas bactérias conduziu à progressão da doença. Por conseguinte, a terapêutica antibiótica deve ser considerada para uma rápida resolução dos sintomas e para prevenir qualquer complicação.[3]

O espirómetro é recomendado pela Global Initiative for Chronic Obstructive Lung Disease (GOLD) e pela British thoracic society para o diagnóstico da DPOC. [4,5,6] A precisão do espirómetro tem algumas desvantagens, como a complexidade, o consumo de tempo, o custo elevado, a necessidade de preparação e a necessidade de profissionais, o que dificulta a escolha por parte da equipa de cuidados primários. [7]

O medidor de pico de fluxo expiratório, que mede o pico de fluxo expiratório, é um teste fiável e reprodutível.[7] Pode ser utilizado na gestão diária de doentes já diagnosticados com DPOC. A sensibilidade do PEFR no diagnóstico da DPOC é de 91%, mas é de 100% nos casos de DPOC moderada a grave, que são normalmente hospitalizados. A especificidade do PEFR é de 82%.[4]

Os doentes habitualmente admitidos no hospital são casos de DPOC moderados a graves. Utilizando um medidor de pico de fluxo expiratório, o pico de fluxo expiratório (PFE) foi medido no momento da admissão e o PFE foi medido no momento da alta para observar a eficácia da terapia medicamentosa no doente com DPOC.

O estudo foi efectuado para identificar o organismo causador da infeção em doentes com DPOC e quais os antibióticos sensíveis a esse organismo causador. O estudo também fornecerá informações sobre o quadro demográfico (sexo, grupo etário) da DPOC, os seus factores de risco e as comorbilidades que lhe estão associadas. Ajudará a avaliar a melhoria dos doentes com DPOC com a ajuda do medidor de pico de fluxo expiratório. Fornecerá igualmente informações sobre a duração média do internamento hospitalar necessária para a melhoria clínica. Além disso, será registada a variação das caraterísticas (aspeto e consistência) da amostra de expetoração e a sua correlação com a exacerbação aguda da DPOC. O estudo também deve ajudar o médico a fornecer terapia com um único medicamento ou terapia com vários medicamentos (β2 agonista, anticolinérgico, corticosteróides) ao paciente para a melhoria mais significativa em termos de função pulmonar, bem como a sensibilidade aos antibióticos.

# CAPÍTULO 3
# OBJECTIVOS

## Objetivo geral

- Regime de medicamentos utilizados pelos doentes com DPOC que frequentam o KMCTH e o Hospital Comunitário de Duwakot.

## Objetivo específico

- Identificar a etiologia da infeção pulmonar nos doentes com DPOC que frequentam o KMCTH e o Hospital Comunitário de Duwakot.
- Observar a variedade de medicamentos antimicrobianos utilizados na infeção pulmonar entre os doentes com DPOC que frequentam o KMCTH e o Hospital Comunitário de Duwakot.
- Observar a eficácia de diferentes broncodilatadores.

# CAPÍTULO 4
# REVISÃO DA LITERATURA

A DPOC foi definida pela GOLD (Iniciativa Global para a Doença Pulmonar Obstrutiva Crónica) como um estado de doença caracterizado pela limitação do fluxo aéreo que não é totalmente reversível.[8] A DPOC inclui o enfisema, uma condição anatomicamente definida caracterizada pela destruição e alargamento dos alvéolos pulmonares; a bronquite crónica, uma condição clinicamente definida com tosse crónica e catarro; e a doença das pequenas vias aéreas, uma condição em que os pequenos bronquíolos estão estreitados.[1]

A maioria dos doentes com DPOC eram mulheres (60%), com uma maior prevalência entre as pessoas com idades compreendidas entre os 60 e os 69 anos, tal como referido num estudo efectuado na região centro-ocidental do Nepal. [9]

A mortalidade devida à DPOC aumentou nos últimos 30-40 anos. De acordo com o estudo sobre o peso global da doença realizado em 2010, a DPOC era a sexta principal causa de morte a nível mundial em 2001, mas passou a ser a terceira em 2010, logo a seguir à doença cardíaca isquémica e ao acidente vascular cerebral. 328 milhões de pessoas são afectadas pela DPOC. No entanto, há diferenças de género. Mais recentemente, a mortalidade diminuiu nos homens em vários países, enquanto aumentou ou estabilizou nas mulheres. Este facto pode ser explicado por diferenças nos padrões de tabagismo e por uma maior vulnerabilidade das mulheres aos efeitos adversos do tabagismo.[10]

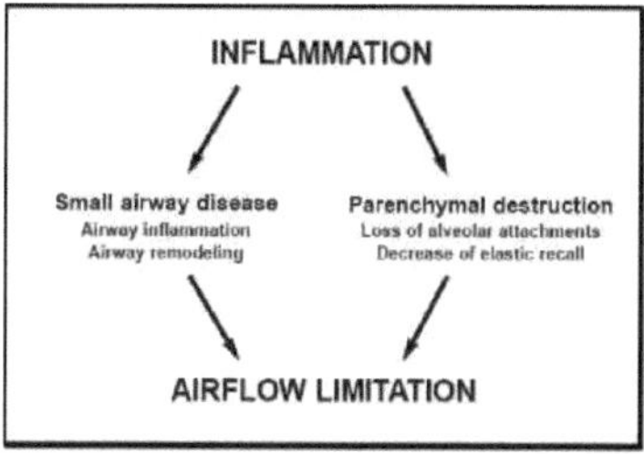


**Figura 1: Mecanismo subjacente à limitação do fluxo aéreo na DPOC.**[1]

**Classificação espirométrica da DPOC: Gravidade baseada no FEVi pós-broncodilatador.**

**Tabela 1: Os critérios de diagnóstico de acordo com a GOLD.**[i]

| Stage | Severity | Spirometry |
|---|---|---|
| I | Mild | $FEV_1/FVC$ ratio <0.7 and $FEV_1 \geq 80\%$ predicted |
| II | Moderate | $FEV_1/FVC$ ratio <0.7 and $50\% \leq FEV_1 < 80\%$ predicted |
| III | Severe | $FEV_1/FVC$ ratio <0.7 and $30\% \leq FEV_1 < 50\%$ predicted |
| IV | Very severe | $FEV_1/FVC$ ratio <0.7 and $FEV_1 < 30\%$ predicted<br>Or $FEV_1 < 50\%$ predicted with respiratory failure or signs of right heart failure |

A DPOC é geralmente uma doença progressiva. A exposição continuada a agentes nocivos promove um declínio mais rápido da função pulmonar e aumenta o risco de exacerbações repetidas. A cessação do tabagismo é a única intervenção que se revelou capaz de abrandar o declínio. Se a exposição for interrompida, a doença pode ainda progredir devido ao declínio da função pulmonar que normalmente ocorre com o envelhecimento e a alguma persistência da resposta inflamatória.[11]

**Fator de risco:**

**Tabela 2: Factores de risco para a DPOC.**[12]

| | |
|---|---|
| Host Factor | • Genetic (α1 anti-tripsin deficiency)<br>• Airway hyper responsiveness |
| Exposure | • Tobacco smoke<br>• Occupational dust and exposure<br>• Indoor and outdoor air pollution<br>• Infection<br>• Socioeconomic status |

As diretrizes da Iniciativa Global para a Doença Pulmonar Obstrutiva Crónica (GOLD) identificaram factores associados ao declínio funcional. Estes factores estão agrupados em factores do hospedeiro (por exemplo: deficiência de α1 anti-tripsina) e de exposição (por exemplo: fumo do tabaco, poeiras e produtos químicos ocupacionais, poluição do ar interior e exterior, infeção e baixo estatuto socioeconómico).[13]

**Fumar:**

O tabagismo é o fator de risco mais importante associado ao declínio funcional do pulmão na DPOC.[13] Os fumadores têm também uma maior taxa anual de declínio da função pulmonar, avaliada pela alteração do $FEV_1$, e correm maior risco de mortalidade prematura devido à DPOC do que os não fumadores.[11] Deixar de fumar pode prevenir o aparecimento de incapacidade e reduzir a taxa de declínio funcional do pulmão e o risco de mortalidade prematura.[14]

A inflamação resultante da exposição ao fumo do cigarro (CS) é caracterizada por um aumento de quatro vezes ou mais no número de macrófagos alveolares e neutrófilos no espaço aéreo. [15] Verifica-se uma maior suscetibilidade a infecções respiratórias, o que provavelmente contribui para as exacerbações episódicas da DPOC. O fumo do cigarro contém uma mistura complexa de mais de 4700 compostos químicos diferentes, incluindo uma elevada concentração de vários oxidantes e radicais livres, que são moléculas instáveis que oxidam vários componentes celulares, incluindo o ADN, as proteínas e os lípidos. [16] A DPOC é predominantemente causada pelo tabagismo, seguido de doenças relacionadas com o trabalho.[13]

**Hiper-reatividade das vias aéreas**

É uma tendência para o aumento da broncoconstrição em resposta a uma variedade de estímulos exógenos. O aumento da responsividade das vias aéreas é claramente um preditor significativo do declínio subsequente da função pulmonar. Assim, a hiper-responsividade das vias aéreas é um fator de risco para a DPOC.[17]

**Poluição atmosférica**

Pode ser responsável por cerca de 6-9% das admissões. O efeito dos gases de escape do gasóleo resulta num aumento do número de neutrófilos no espaço alveolar. [18,19] Foi demonstrado que o dióxido de enxofre e o óxido nitroso aumentam a resposta das vias aéreas aos alergénios inalados.[20]

**Exposições profissionais**

A exposição a poeiras profissionais e a poluição química e atmosférica são factores de risco importantes e podem causar DPOC, independentemente do fumo do tabaco. Essa exposição resulta em inflamação, um fator-chave na patogénese da DPOC. [13]

As exposições profissionais a poeiras orgânicas, fumos, extração de carvão, extração de ouro e poeiras têxteis de algodão parecem contribuir para o declínio acelerado da função pulmonar.[21] Até o fumo produzido na cozinha enquanto se cozinha é prejudicial.

**Infecções respiratórias**

As infecções respiratórias são causas importantes de exacerbações na DPOC [22]. No entanto, a associação entre as infecções respiratórias do adulto e da criança e o desenvolvimento e a progressão da DPOC continua por provar [17].

**The Respiratory Microbiome in Healthy, in stable COPD and exacerbated COPD (O microbioma respiratório na saúde, na DPOC estável e na DPOC exacerbada).**

**Tabela 3: Os organismos são encontrados no trato respiratório de indivíduos saudáveis e doentes.[23]**

| Healthy individuals | Stable COPD (mild to moderate) | Stable COPD (moderate to severe) | Exacerbated COPD |
|---|---|---|---|
| *Staphylococcus epidermidis,* | *Haemophilus influenzae,* | *Haemophilus influenzae,* | *Moraxella catarrhalis,* |
| *Cornyebacteria, Staphylococcus aureus,* | *Streptococcus pneumoniae,* | *Streptococcus pneumoniae,* | *Streptococcus pneumoniae,* |
| *Non-hemolytic streptococci,* | *Moraxella catarrhalis,* | *Moraxella catarrhalis,* | *Haemophilus influenza,* |
| *Alpha-hemolytic streptococci,* | *Haemophilus parainfluenzae,* | *Pseudomonas aeruginosa,* | *Pseudomonas aeruginosa,* |
| *Neisseria spp,* | *Staphylococcus aureus* | *Haemophilus parainfluenzae* | *Staphylococcus aureus,* |
| | | *Staphylococcus aureus* | *Haemophilus parainfluenzae* |

As vias aéreas inferiores de 25% a 50% dos doentes com DPOC são colonizadas por bactérias, especialmente *Haemophilus influenzae, Streptococcus pneumoniae e Moraxella catarrhalis.* Esta colonização tem sido correlacionada com a gravidade da DPOC e com o consumo de cigarros. A presença de bactérias nas vias respiratórias inferiores de doentes com DPOC estável implica uma quebra dos mecanismos de defesa do hospedeiro e está associada a um aumento da inflamação das vias respiratórias que é paralelo à carga bacteriana das vias respiratórias. Além disso, as estirpes *de H. influenza* isoladas de doentes durante a exacerbação da DPOC induzem frequentemente mais inflamação das vias aéreas do que as estirpes colonizadoras.[(20)] Com a terapêutica antibiótica, a carga bacteriana e a inflamação das vias aéreas diminuem.[24] As bactérias atípicas também foram propostas como causa da exacerbação da DPOC, especialmente *a pneumonia por Chlamydia.*

Os microrganismos que causam as exacerbações agudas da DPOC não são apenas bactérias típicas (46%) mas também agentes patogénicos atípicos (26%), com taxas elevadas imprevisíveis. Os agentes típicos mostraram uma elevada resistência aos antibióticos comummente utilizados.[25]

A ocorrência de pneumonia na DPOC tem recebido recentemente uma atenção considerável, uma vez que parece aumentar com a utilização de corticosteróides inalados. Além disso, os doentes com DPOC infectados pelo VIH apresentam um declínio mais rapidamente progressivo da função pulmonar do que os doentes não infectados pelo VIH.[26]

**Infeção viral**

A infeção viral, em particular a gripe, desempenha um papel importante na exacerbação da DPOC e no declínio funcional associado do pulmão. Há provas claras de que a vacina contra a gripe pode reduzir a doença grave e a morte em doentes com DPOC em cerca de 50%.[27] As provas que apoiam a vacina pneumocócica são relativamente fracas, o que indica a necessidade de grandes ensaios internacionais para abordar plenamente esta questão.[13]

Estudos recentes mostraram que cerca de metade das exacerbações da DPOC estão associadas a infecções virais, a maioria das quais se deve ao rinovírus.[28] O rinovírus pode ser recuperado do escarro com mais freqüência do que do aspirado nasal.[20] Também foi constatado que a exacerbação associada à presença de rinovírus no escarro induzido tem maior aumento no nível de interleucina (IL)-6 nas vias aéreas, sugerindo que o vírus aumenta a gravidade da inflamação das vias aéreas na exacerbação.[29] Além disso, o vírus do rinovírus pode estimular a produção de muco no epitélio das vias aéreas [30], potenciando assim a produção de expetoração durante as exacerbações.[31]

## Patogénese da DPOC

A patogénese da DPOC está fortemente ligada aos efeitos do fumo do cigarro nos pulmões , uma vez que pode causar inflamação.[32] Foi sugerido que diferentes processos importantes desempenham um papel no desenvolvimento e progressão da DPOC. Os principais processos são a inflamação pulmonar, o desequilíbrio oxidante anti-oxidante e o desequilíbrio protease anti-protease.[33] Tanto as respostas inflamatórias e imunitárias inatas como adaptativas estão envolvidas na inflamação pulmonar na DPOC.[1] A resposta protetora normal à toxina inalada é amplificada na DPOC, levando à destruição dos tecidos.[32]

**Papel de diferentes células inflamatórias na patogénese da DPOC:**

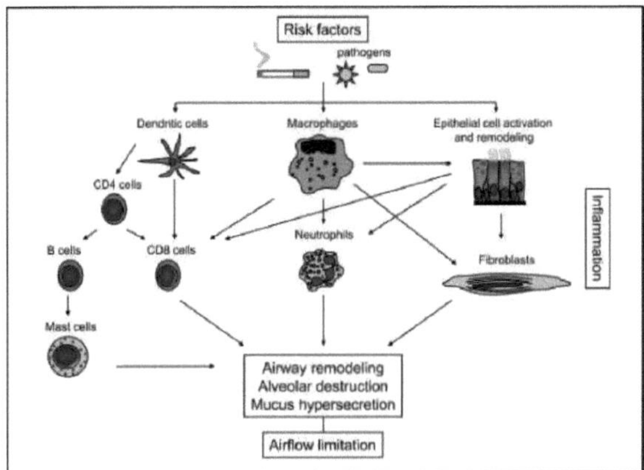


**Figura 2: Patogénese da DPOC.**[1]

A inflamação é caracterizada por uma acumulação de neutrófilos, macrófagos, células B, agregados linfóides e CD8, particularmente nas pequenas vias respiratórias. No caso das células T, é provável que isto represente respostas imunitárias inatas e adaptativas às partículas e gases tóxicos. Esta inflamação é orquestrada por uma sequência complexa de mediadores pró-inflamatórios, incluindo quimiocinas, citocinas, tais como o fator de necrose tumoral-$\alpha$ (TNF-a), interleucina (IL)-1$\beta$, IL-6 e interferão (IFN)-y; e proteases, tais como neutrófilos, elastase e metaloproteinase. Estas, por sua vez, resultam em anomalias fisiológicas como hiper-secreção de muco e disfunção ciliar, obstrução do fluxo aéreo e hiperinsuflação, anomalias das trocas gasosas, hipertensão pulmonar e efeitos sistémicos.[32] Esta inflamação é marcadamente diferente da observada no doente com asma. Em geral, a extensão da inflamação está relacionada com o grau de obstrução ao fluxo aéreo.

**Eosinófilos**

Os doentes com exacerbação ligeira a moderada da DPOC apresentam um aumento do número de eosinófilos na mucosa brônquica.[20] Está relacionado com a intensidade do processo inflamatório nas vias aéreas, levando a um recrutamento e ativação inespecíficos de eosinófilos. No entanto, a inflamação eosinofílica observada em pacientes com DPOC pode também identificar um subgrupo de pacientes com DPOC que compartilha algumas caraterísticas com pacientes com asma.[1]

**Neutrófilos**

Durante a exacerbação da DPOC, verifica-se um aumento dos neutrófilos. Os neutrófilos são uma fonte de metabolitos de oxigénio reativo, citocinas inflamatórias, mediadores lipídicos e proteinases prejudiciais para os tecidos, como a elastase, a catepsina G e a metaloproteinase da matriz (MMP-8 e MMP-9). Estes compostos geram metaplasia mucosa na bronquite crónica e a destruição do tecido pulmonar no enfisema, desempenhando assim um papel na progressão da limitação do fluxo aéreo na DPOC.[1]

**Macrófagos**

Os macrófagos libertam espécies reactivas de oxigénio, factores quimiotácticos, citocinas inflamatórias e enzimas metaloproteinases da matriz (MMPs). Pensa-se que estas últimas, em particular, estão envolvidas no enfisema. [1]

**Mastócitos**

Foi demonstrado que os mastócitos e as suas citocinas segregadas (IL-8, TNF-$\alpha$) e enzimas iniciam e conduzem uma variedade de processos relevantes para a inflamação e remodelação das vias aéreas. Estes incluem a fibrose das vias aéreas e a renovação da matriz extracelular, a angiogénese, o músculo liso das vias aéreas e a hiperplasia das células epiteliais, a inflamação, as alterações do tónus brônquico e a hiper-secreção de muco.[1]

**Células dendríticas**

As células dendríticas iniciam e regulam as respostas imunitárias inatas e adaptativas a antigénios inalados, vírus e bactérias. Recentemente, foi observado um aumento do número de células dendríticas nas pequenas vias aéreas e na produção induzida de expetoração em doentes com DPOC. [1]

Durante as exacerbações da DPOC, verifica-se um aumento da inflamação da parede das vias aéreas, com um influxo fisiopatológico de eosinófilos, neutrófilos e linfócitos. O aumento dos eosinófilos e dos linfócitos tem sido associado a uma etiologia viral da exacerbação, enquanto o aumento dos neutrófilos tem sido associado a uma etiologia bacteriana. No entanto, o aumento de tipos específicos de células inflamatórias não se limita às respectivas etiologias e os mecanismos subjacentes permanecem elusivos.[34]

**Mediadores inflamatórios**

Muitos mediadores inflamatórios estão aumentados na DPOC. Os quimioatraentes são produzidos por macrófagos, neutrófilos e células epiteliais. Estes atraem células da circulação e amplificam as respostas pró-inflamatórias.[32] A IL-6 na expetoração está aumentada na exacerbação e os seus níveis são mais elevados quando as exacerbações estão associadas a sintomas de constipação comum. Curiosamente, foi demonstrado que o vírus do rinoceronte experimental aumenta os níveis de IL-6 na expetoração em indivíduos saudáveis e em doentes com asma.[20]

**Desequilíbrio entre proteases e anti-proteases**

O fumo do cigarro e as células inflamatórias produzem stress oxidativo, que provoca a libertação de proteases e inativa várias anti-proteases por oxidação. As principais proteases envolvidas são as produzidas pelos neutrófilos (incluindo a serina protease elastase, catepsina G e protease 3) e pelos macrófagos (cisteína protease e catepsina e várias metaloproteinases da matriz (MMP-8, MMP-9, MMP-12). As principais anti-proteases envolvidas na patogénese do enfisema incluem a α1-tripsina, a leucoprotease secretora e os inibidores tecidulares da metaloproteinase.[32]

**Stress oxidativo**

As fontes de oxidantes incluem o fumo do cigarro e as espécies reactivas de oxigénio e azoto libertadas pelas células inflamatórias. Isto cria um desequilíbrio entre os oxidantes e os antioxidantes. Muitos marcadores de stress oxidativo estão aumentados na DPOC e aumentam ainda mais na exacerbação. O stress oxidativo pode levar à inativação de anti-proteases[32].

**Patogénese da DPOC através de infeção bacteriana**

A inflamação das vias respiratórias é estimulada pela infeção bacteriana e o nível de inflamação é proporcional ao número de bactérias presentes. Os produtos bacterianos estimulam a produção de muco, prejudicam a função ciliar e causam lesões nas células epiteliais. As bactérias atraem e estimulam os neutrófilos através de mediadores como a IL-8, LTB-4 e outros quimioatraentes. Os neutrófilos libertam proteinases e oxidantes durante a fagocitose, que também danificam a mucosa . Esta lesão mediada pelo hospedeiro e estimulada pelas bactérias pode ser mais importante do que a lesão direta provocada pelas próprias bactérias. A colonização bacteriana poderia ser simplesmente uma consequência de vias aéreas danificadas, mas demonstrou estar associada a um aumento da gravidade e da frequência de futuras exacerbações. As espécies mais frequentemente isoladas nas exacerbações agudas da DPOC são *o Haemophilus influenzae* não tipável, o *Streptococcus pneumoniae* e *a Moraxella catarrhalis*. Estas espécies colonizam a nasofaringe de indivíduos saudáveis e podem, por isso, ser colhidas durante a expetoração da saliva, não representando verdadeiramente uma infeção das vias aéreas inferiores.[35]

**Limitação irreversível do fluxo de ar na DPOC (obstrução do fluxo de ar e hiperinsuflação ou aprisionamento de ar)**

A limitação irreversível do fluxo aéreo, a principal caraterística do comprometimento da função pulmonar na DPOC, resulta da perda do recuo elástico do parênquima e do aumento da resistência das vias aéreas. Além disso, devido à destruição do parênquima, as trocas gasosas podem ser prejudicadas, resultando numa capacidade de difusão reduzida. A infiltração de células inflamatórias nas pequenas vias aéreas, juntamente com a fibrose e a proliferação de células musculares lisas, resulta na redução do diâmetro e no aumento da resistência. Além disso, a hiper-secreção de muco também pode contribuir para a limitação do fluxo aéreo. O grau de inflamação nos pulmões de pacientes com DPOC aumenta com a gravidade da doença. [36] O principal sítio de obstrução ao fluxo aéreo ocorre nas pequenas vias aéreas condutoras, que têm menos de 2 mm de diâmetro. Outros fatores que contribuem para a obstrução do fluxo aéreo incluem a perda do recuo elástico do pulmão (devido à destruição das paredes alveolares) e a destruição do suporte alveolar (dos anexos alveolares). A obstrução das vias aéreas retém progressivamente o ar durante a expiração, resultando numa hiperinsuflação em repouso e numa hiperinsuflação dinâmica durante o exercício. A hiperinsuflação reduz a capacidade inspiratória e, por conseguinte, a capacidade residual funcional durante o exercício. Essas caraterísticas resultam em falta de ar e capacidade de exercício limitada, típicas da DPOC. [32] À medida que a doença avança com a progressão dos sintomas e do comprometimento, a limitação de fluxo piora proporcionalmente.[37]

### Hiper secreção mucosa e disfunção ciliar

A hiper secreção deve-se à metaplasia escamosa, ao aumento do número de células caliciformes e ao aumento do tamanho das glândulas da submucosa brônquica em resposta à irritação crónica por partículas e gases nocivos. A disfunção ciliar é devida à metaplasia escamosa das células epiteliais e resulta num escalonamento mucociliar anormal e na dificuldade de expetoração.

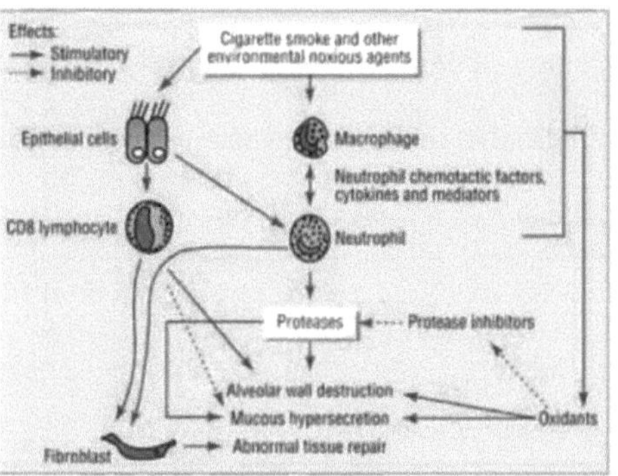


**Figura 3: Mecanismo inflamatório na DPOC.[32]**

### Anomalias nas trocas gasosas:

Estas ocorrem na doença avançada e caracterizam-se por hipoxemia arterial com ou sem hipercapnia. Uma distribuição anormal da relação ventilação: perfusão devido às alterações anatómicas encontradas na DPOC é o principal mecanismo para as trocas gasosas anormais.[32]

## Hipertensão pulmonar

Desenvolve-se tardiamente na DPOC. Os factores contribuintes incluem constrição arterial pulmonar (como resultado da hipoxia), disfunção endotelial, remodelação das artérias pulmonares (hipertrofia e hiperplasia do músculo liso) e destruição do leito capilar pulmonar. As alterações estruturais das arteríolas pulmonares resultam em hipertensão pulmonar persistente e hipertrofia do ventrículo direito (cor pulmonale).[32]

## Efeitos sistémicos da DPOC

A inflamação sistémica e a perda de massa muscular esquelética contribuem para limitar a capacidade de exercício dos doentes e pioram o prognóstico, independentemente do grau de obstrução ao fluxo aéreo. Os doentes têm também um risco acrescido de doença cardiovascular, que está associado a um aumento da proteína C-reactiva.[32]

## As caraterísticas sistémicas da DPOC incluem o seguinte [38,39]

- Cachexia
- Perda de massa muscular esquelética e atrofia por desuso
- Aumento do risco de doenças cardiovasculares (associado ao aumento da concentração de proteína C-reactiva)
- Anemia normocítica normocrómica
- Policitemia secundária
- Osteoporose
- Depressão e ansiedade

## Sinais e sintomas

**Tabela 4: Caraterísticas clínicas da DPOC.[12]**

| FEATURES | COPD |
|---|---|
| Smokers/ Ex-Smokers | Nearly all |
| Symptoms under age of 35 years | Rare |
| Chronic Productive cough | Common |
| Breathlessness | Persistent and progressive |
| Nighttime awakening with breathlessness or wheeze | Uncommon |
| Significant diurnal variability of symptoms | Uncommon |
| Air flow reversibility | Irreversible |

Os três sintomas mais comuns da DPOC são a tosse, a produção de expetoração e a dispneia de esforço persistente e progressiva. Muitos doentes apresentam estes sintomas durante meses ou anos antes de procurarem assistência médica. O desenvolvimento da dispneia de esforço, frequentemente descrita como um esforço acrescido para respirar, sensação de peso, falta de ar ou respiração ofegante, pode ser insidioso. Nas fases mais avançadas, os doentes ficam sem fôlego quando realizam actividades simples da vida diária. O agravamento da obstrução ao fluxo de ar é acompanhado por um aumento da frequência das exacerbações. Os doentes podem também desenvolver hipoxemia em repouso e necessitar de oxigénio suplementar.[21]

### Medidor de caudal máximo

Os medidores de pico de fluxo expiratório são dispositivos pequenos, baratos, portáteis e acessíveis, utilizados para medir o pico de fluxo expiratório (PEFR) após uma inspiração máxima. [40] São habitualmente prescritos para doentes com asma, mas têm-se mostrado promissores na avaliação da DPOC.[41] Uma taxa de pico de fluxo expiratório inferior a 80% detectará mais de 90% das pessoas com DPOC na comunidade, incluindo todas as pessoas com doença moderada ou grave, ou seja, os doentes com maior probabilidade de beneficiar de tratamento com broncodilatadores.[4]

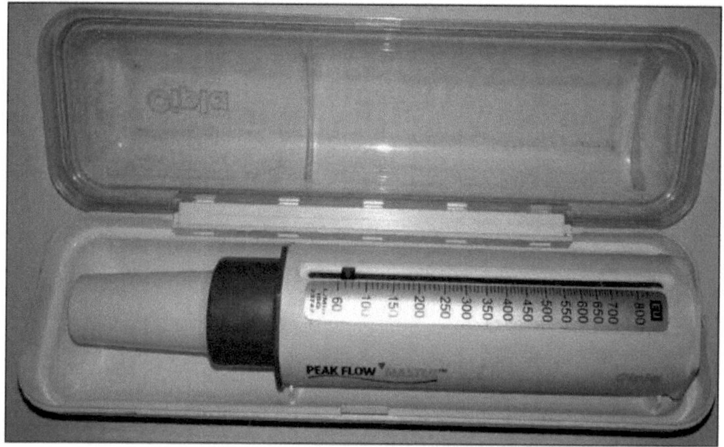


**Figura 4: Medidor de caudal máximo**

A frequência das exacerbações contribui para o declínio a longo prazo do pico de fluxo expiratório dos doentes com DPOC moderada a grave.[42]

A diminuição do pico de fluxo expiratório em pacientes com DPOC apresenta um aumento da comorbidade cardiovascular em relação ao que se poderia esperar com base apenas na idade e na coexistência de fatores de risco clássicos. [43] O pico de fluxo expiratório não faz parte do protocolo padrão para aferição de pacientes com ICC, embora vários estudos tenham sugerido que o PFE possa ser útil para ajudar a diferenciar causas cardíacas e pulmonares de dispnéia.[44]

O medidor de pico de fluxo funciona medindo a velocidade a que o ar sai dos pulmões quando se expira com força depois de se ter inspirado totalmente. Esta medida é designada por "pico de fluxo expiratório", ou "PEF".

O instrumento é um cilindro de plástico leve constituído por um pistão de mola que desliza livremente numa haste dentro do corpo do instrumento. O pistão acciona um indicador deslizante independente ao longo de uma ranhura marcada com uma escala graduada de 60 L/min a 800 L/min. O indicador regista o movimento máximo do pistão, permanecendo nessa posição até ser reposto a zero pelo operador do . Durante a utilização, a máquina deve ser mantida na horizontal, com as saídas de ar descobertas.[40]

A medição do pico de fluxo é também frequentemente utilizada no diagnóstico e acompanhamento da DPOC. No entanto, a medição do pico de fluxo não é um meio adequado de diagnóstico ou acompanhamento desta patologia. Muitas vezes, na DPOC, o pico de fluxo só é afetado em casos moderados ou graves. Os outros parâmetros da função pulmonar podem estar tão baixos nessa altura que o doente apresenta sintomas respiratórios. A DPOC é uma doença que tem de ser detectada e tratada o mais cedo possível. O pico de fluxo em doentes com DPOC é uma consequência de uma limitação de fluxo mais grave do que em indivíduos saudáveis e não de uma força muscular deficiente.[45]

**Medição do pico de fluxo expiratório**

Durante uma medição do pico de fluxo, o doente tem de se sentar direito ou ficar de pé. O doente inspira o mais profundamente possível, leva o aparelho à boca e sopra o mais forte e rapidamente possível. Não é necessário soprar o máximo de tempo possível, ao contrário do que acontece no teste do espirómetro. Uma expiração de 1 segundo é suficiente. [46] O teste é repetido pelo menos três vezes e o melhor valor é retido. Os valores previstos dependem do sexo, da idade, da altura e da etnia. [47] O pico de fluxo expiratório é um parâmetro independente do estado respiratório em doentes com DPOC. No entanto, o resultado é pouco benéfico, exceto nos doentes com a forma mais avançada da doença.[48] A PEFR pode ser uma ferramenta fácil, barata e não tendenciosa para ajudar na deteção de casos de DPOC antes da confirmação com espirometria.[2] A análise da relação entre o estado de tabagismo e a função ventilatória nos homens revelou reduções significativas da PEF nos fumadores actuais. A quantidade inferior à necessária aumenta com o tabagismo (de uma média de 48,1 L/min nos fumadores que fumam menos de 20 cigarros por dia para 73,3 L/min nos fumadores de 20 ou mais cigarros por dia). Foram também encontradas reduções significativas do PFE nas mulheres que fumavam atualmente e em ex-fumadores do sexo masculino que fumavam 20 ou mais cigarros por dia. Não se verificou uma redução significativa do PFE nos ex-fumadores masculinos ou femininos que fumavam menos de 20 cigarros por dia. Esses achados sugerem que outros fatores além do tabagismo estão envolvidos no desenvolvimento da obstrução irreversível do fluxo aéreo.[49] O aumento da frequência de exacerbações piora a taxa de declínio da função pulmonar e da qualidade de vida relacionada à saúde em pacientes com DPOC. O aumento das taxas de exacerbações hospitalizadas está associado ao aumento do risco de morte.[50]

**Relação entre as caraterísticas da expetoração (consistência, aspeto) e a exacerbação aguda** :

A presença de expetoração verde (purulenta) indica uma carga bacteriana elevada e indica um subconjunto claro de episódios de doentes identificados na apresentação que provavelmente beneficiará mais da terapêutica antibiótica. Todos os doentes que produziram expetoração branca (mucoide) durante a exacerbação aguda melhoraram sem terapêutica antibiótica, e as caraterísticas da expetoração permaneceram as mesmas mesmo quando os doentes regressaram ao seu estado clínico estável.[51]

## Tratamento da DPOC

### CESSAÇÃO DO TABAGISMO

Em 1950, o tabagismo foi estabelecido como uma causa da DPOC. A relação entre o tabagismo e a DPOC é principalmente uma relação dose-efeito. A inflamação pode estar relacionada com outros factores, tendo sido proposta a colonização bacteriana.[52] É sabido que a cessação tabágica modifica a história natural da DPOC, reduzindo significativamente o declínio progressivo do FEV1.[53]

Foi demonstrado que os fumadores de meia-idade que conseguiram deixar de fumar com êxito registaram uma melhoria significativa na taxa de declínio da função pulmonar. Os produtos de substituição da nicotina podem ser utilizados para ajudar a deixar de fumar[1].

### BRONCODILATADORES

Os broncodilatadores de ação prolongada, incluindo os $\beta 2$-agonistas de ação prolongada (LABA), foram introduzidos há vários anos com o objetivo de melhorar a função pulmonar. [54] Estes efeitos podem ser potenciados pela combinação de LABAs com anticolinérgicos de ação prolongada e/ou com corticosteróides inalados. Os LABA inalados são geralmente bem tolerados, embora os efeitos adversos, como tremores e palpitações, sejam ocasionalmente problemáticos.[55] A administração de broncodilatadores por aerossol é o método mais eficaz para reduzir o trabalho respiratório e aliviar a dispneia.[56] Os broncodilatadores são utilizados para benefício sintomático em doentes com DPOC. A via inalada é preferida para a administração da medicação, uma vez que a incidência de efeitos secundários é inferior à observada com a via parentérica.[17] Os broncodilatadores são a pedra angular do tratamento da doença pulmonar obstrutiva crónica (DPOC) grave para melhorar o fluxo aéreo, os sintomas, a tolerância ao exercício e as exacerbações. [57] O anticolinérgico deve ser o broncodilatador de escolha na DPOC. Anticolinérgicos

Os broncodilatadores incluem o brometo de ipratrópio de ação curta e o brometo de tiotrópio de ação longa[58].

O Investigating New Standards for Prophylaxis in Reducing Exacerbations (INSPIRE) foi um ensaio aleatório controlado que comparou a combinação de salmeterol mais fluticasona com tiotrópio em doentes com DPOC. A mortalidade foi significativamente menor no grupo do salmeterol mais fluticasona (3%) em comparação com o grupo do tiotrópio (6%). Os eventos cardiovasculares (CV) fatais ocorreram em 1% do grupo do salmeterol mais fluticasona em comparação com 3% no grupo do tiotrópio. Os riscos relativos para eventos CV graves, insuficiência cardíaca e enfarte do miocárdio foram todos significativamente mais baixos com tiotrópio do que com placebo.[59]

O SGRQ e a frequência das exacerbações também tendem a ser mais profundos com o tiotrópio. O tratamento com tiotrópio em doentes com DPOC moderada a grave foi superior ao salmeterol na função pulmonar, independentemente da utilização concomitante de CI.[60]

Os ensaios clínicos de uma terapêutica combinada de um corticosteroide inalado, propionato de fluticasona (PF), com um β2-agonista de ação prolongada, salmeterol, demonstraram uma maior melhoria da função pulmonar e da qualidade de vida após a combinação, em comparação com qualquer um dos componentes isoladamente.[61]

Os broncodilatadores β2 agonistas incluem o salbutamol, a terbutalina, o formeterol e a efedrina, que actuam através do relaxamento do músculo liso brônquico. No entanto, os β2 agonistas têm efeitos cardiovasculares adversos.[62] Foi demonstrado que a melhoria da dispneia de esforço após a terapêutica broncodilatadora está bem correlacionada com a redução da hiperinsuflação pulmonar, indicada pelo aumento da capacidade inspiratória. De todos os broncodilatadores, os antagonistas muscarínicos de ação prolongada são os agentes mais eficazes para a DPOC quando utilizados isoladamente.[63] Os β2-agonistas de ação curta têm um efeito broncodilatador em 1 a 5 minutos e que se prolonga até 4 horas. Os agonistas β2-adrenérgicos inalados de ação prolongada, como o salmeterol e o formoterol, têm um efeito broncodilatador prolongado durante aproximadamente 12 horas.[64] No tratamento da DPOC, as diretrizes actuais recomendam os broncodilatadores de ação prolongada como terapêutica de manutenção de primeira linha para a doença pulmonar obstrutiva crónica (DPOC) moderada, grave e muito grave, com preferência pelos medicamentos inalados em relação aos orais. [57]

No entanto, o broncodilatador não aumenta a eficiência muscular na doença pulmonar obstrutiva crónica (DPOC) estável.[65]

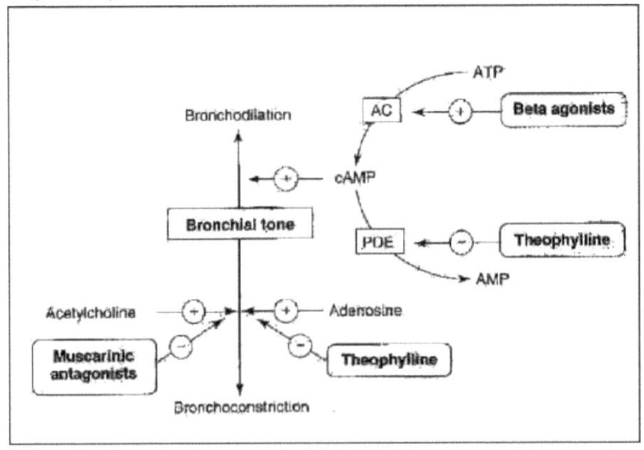


**Figura 5: A broncodilatação é promovida pelo AMPc.[12]**

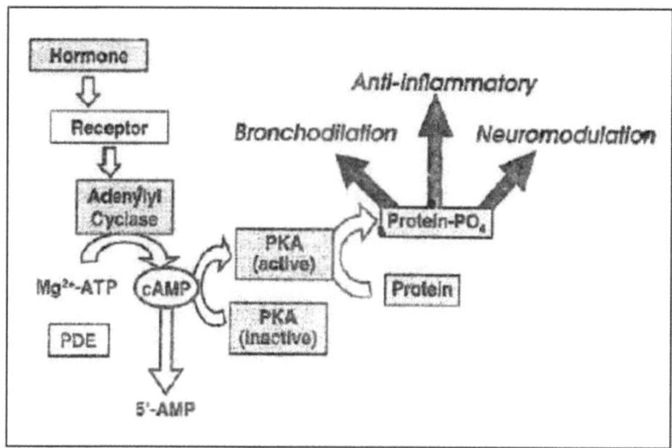


**Figura 6: Papel benéfico do AMPc na doença pulmonar.**[12]

**Metilxantina:**

A teofilina produz melhorias modestas nas taxas de fluxo expiratório e na capacidade vital e uma ligeira melhoria nos níveis arteriais de oxigénio e dióxido de carbono em doentes com DPOC moderada a grave. As náuseas são um efeito secundário frequente, tendo também sido registados taquicardia e tremores. [17] A teofilina é eficaz na DPOC, mas devido à sua potencial toxicidade, os broncodilatadores inalados são preferidos quando disponíveis. A teofilina relaxa diretamente o músculo liso das vias aéreas humanas in vitro e, tal como os β2-agonistas, actua como um antagonista funcional, prevenindo e invertendo os efeitos de todos os agonistas da broncoconstrição.[12] A doxofilina caracteriza-se por uma afinidade muito menor pelos receptores de adenosina A quando comparada com a teofilina, o que pode contribuir para um melhor perfil de segurança.[66]

Os corticosteróides inalados (ICS) têm efeitos semelhantes na qualidade de vida, mas as combinações ICS/broncodilatadores de ação prolongada e os antimuscarínicos de ação prolongada, como o tiotrópio, melhoram o estado de saúde e as taxas de exacerbação e é provável que tenham um efeito na mortalidade, mas talvez apenas com uma utilização prolongada[67].

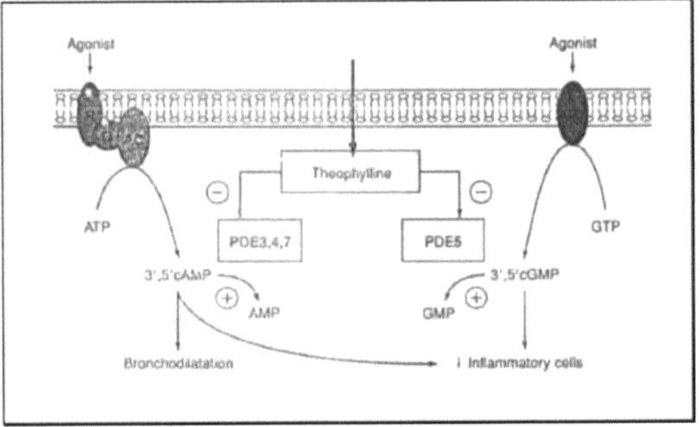


**Figura 7: Efeito do inibidor da fosfodiesterase.**[12]

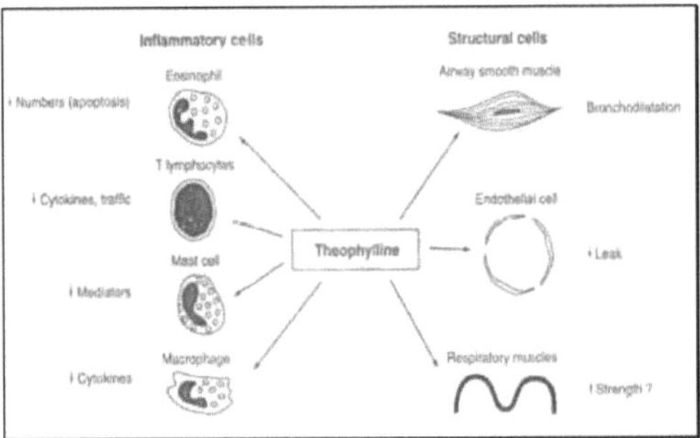


**Figura 8: Ação da teofilina nas células inflamatórias e no músculo liso.** [12]

## GLUCOCORTICÓIDES INALADOS

A terapêutica com glucocorticosteróides é recomendada para reduzir a frequência das exacerbações e melhorar a qualidade de vida relacionada com a saúde dos doentes com DPOC nos estádios 3 e 4. [56] Foi demonstrado que os glucocorticóides inalados reduzem a frequência das exacerbações em 25 a 30%, mas a sua utilização tem sido associada a um aumento das taxas de candidíase orofaríngea e a um aumento da taxa de perda de densidade óssea.[17]

Os corticosteróides inalados (CI) são amplamente utilizados no tratamento da doença pulmonar obstrutiva crónica (DPOC). Os corticosteróides inalados atualmente disponíveis incluem a fluticasona inalada, a budesonida inalada e a beclometasona inalada[68].

É de esperar que a combinação de duas terapêuticas que possuem diferentes modos de ação tenha um maior benefício no tratamento da DPOC. Existe uma possibilidade interessante de que o potencial benefício da combinação de CIs e LABAs possa ser devido a uma interação sinérgica. No entanto, o mecanismo molecular básico dessa interação ainda não foi totalmente identificado.[53]

Os corticosteróides inalados (ICS) são agentes anti-inflamatórios potentes mas inespecíficos. A inflamação pulmonar na DPOC reduz as exacerbações clinicamente relevantes em cerca de 20%-30%. Os corticosteróides inalados também têm efeitos imunomoduladores importantes nas vias aéreas dos doentes com DPOC.[69]

Os dados de uma meta-análise recente sugerem um benefício modesto dos inaladores combinados de corticosteróides inalados e β-agonistas de longa duração na frequência das exacerbações, na melhoria das medidas de qualidade de vida e no volume expiratório forçado no primeiro segundo, quando comparados com os beta-agonistas de longa duração isolados, o que revela um aumento significativo do risco de pneumonia com os corticosteróides inalados atualmente disponíveis (fluticasona e budesonida). Nos doentes com doença pulmonar obstrutiva crónica, os médicos devem ponderar cuidadosamente estes riscos a longo prazo dos corticosteróides inalados em relação aos seus benefícios sintomáticos.[68]

A abordagem pragmática consiste em utilizar todos em combinação na doença grave, uma vez que cada terapêutica tem um mecanismo de ação completamente diferente que pode ser complementar. Cada uma delas contribui de alguma forma para a redução da taxa de exacerbações, para a melhoria da função pulmonar e talvez para a melhoria da vida do doente.[70]

Existe uma vantagem da terapêutica combinada em relação aos monocomponentes para a função pulmonar e o estado de saúde. O efeito sinérgico observado na função pulmonar entre o Salmeterol e a Fluticasona em doentes com doença mais grave, e a falta de efeito significativo da Fluticasona na função pulmonar nestes doentes, sugere fortemente que a Fluticasona é mais eficazmente prescrita com o Salmeterol nestes doentes.[71]

A alteração global média em relação à linha de base no PFE matinal com o tratamento com salmeterol/fluticasona (31,9 L/min) foi superior à soma das alterações médias em relação à linha de base observadas com os componentes individuais. Existe também uma melhoria significativamente maior no FEV1 com budesonida/formoterol versus budesonida e placebo. A budesonida/formoterol prolongou significativamente o tempo até à primeira exacerbação em comparação com todos os outros tratamentos. [72] A combinação de budesonida e prednisolona melhorou o fluxo aéreo em doentes com DPOC com exacerbações agudas, em comparação com placebo.[73]

Dada a natureza relativamente insensível aos glucocorticóides (GC) da inflamação na DPOC, é provável que uma combinação de terapêuticas, para além da restauração da função dos GC, incluindo alvos anti-inflamatórios alternativos eficazes, antioxidantes e estratégias terapêuticas pró-resolução, proporcione um melhor direcionamento e uma melhoria na gestão da doença.[36]

Por conseguinte, os doentes que sofrem ≥1 exacerbação mas têm FEV1≥50% do previsto devem

não são elegíveis para uma terapia de intervenção que não seja um broncodilatador. [74]

As estadias hospitalares foram mais curtas no grupo tratado com corticosteróides. Os grupos não diferiram no seguimento de 6 semanas.[75]

Os esteróides orais identificam uma proporção limitada de doentes com DPOC, mas não revelam qualquer benefício clinicamente relevante em relação ao tratamento com esteróides inalados. [76] A utilização crónica de glucocorticóides orais para o tratamento da DPOC não é recomendada porque está associada a efeitos secundários significativos, incluindo osteoporose, aumento de peso, cataratas, intolerância à glicose e aumento do risco de infeção. [17]

**Mucolíticos**

Os agentes mucolíticos, através das suas acções nas vias inflamatórias e oxidativas, têm potenciais benefícios na DPOC. O tratamento com mucolíticos deve ser considerado em doentes com DPOC mais grave. [77]

## OXIGÉNIO

o $O_2$ suplementar é a única terapia que demonstrou diminuir a mortalidade em pacientes com DPOC. [78,79] Para pacientes com hipoxemia de repouso, o uso de $O_2$ demonstrou ter um impacto significativo na mortalidade.[17]

Foi demonstrado que a oxigenoterapia a longo prazo melhora a hemodinâmica pulmonar, reduz a policitemia e melhora a sobrevivência em doentes selecionados com insuficiência respiratória hipoxémica grave.[80]

A ventilação não invasiva tem a sua melhor indicação na acidose respiratória moderada a grave em doentes com AECOPD.[81]

## ANTIBIÓTICOS

Os doentes com DPOC são frequentemente colonizados por potenciais agentes patogénicos respiratórios e é muitas vezes difícil identificar de forma conclusiva uma espécie específica de bactéria responsável por um determinado evento clínico. As bactérias frequentemente implicadas nas exacerbações da DPOC incluem *Streptococcus pneumoniae*, *Haemophilus influenzae* e *Moraxella catarrhalis*. Para além disso, *Mycoplasma pneumoniae* ou *Chlamydia pneumoniae* são encontrados em 5 a 10% das exacerbações. A escolha do antibiótico deve basear-se nos padrões locais de suscetibilidade aos antibióticos dos agentes patogénicos acima referidos, bem como na condição clínica do doente.[17]

As infecções são responsáveis por 75% das exacerbações da DPOC. Em Espanha, o tratamento empírico com antibióticos é prescrito em mais de 90% dos casos de exacerbação respiratória da DPOC, embora a análise microbiológica da expetoração só seja efectuada em 5% dos doentes. A penicilina, a cefalosporina e os macrólidos são os antibióticos mais utilizados para tratar a exacerbação da DPOC em Espanha, seguidos das quinolonas.[82]

Vários ensaios demonstraram que os antibióticos são mais benéficos do que o placebo no tratamento da AECOPD. As diretrizes canadianas recomendam a utilização de amoxicilina, doxiciclina, trimetoprim/sulfametoxazol, cefalosporinas de 2ª ou 3ª geração ou macrólidos de espetro alargado na ausência de factores de risco, enquanto que as fluoroquinolonas ou os inibidores beta-lactâmicos/beta-lactamases (amoxicilina/ácido clavulânico) são sugeridos para os doentes com um volume expiratório forçado no primeiro segundo (FEV1) inferior a 50% do previsto, quatro ou mais exacerbações da DPOC por ano, doença cardíaca isquémica (DCI), utilização de oxigénio em casa, utilização crónica de corticosteróides orais. [83]

**Classificação química**

Antibióticos beta-lactâmicos

Penicilinas: derivado do ácido 6-aminopenicilina. Ex: penicilina G

Cefalosporina: derivado do ácido 7-aminocefalosporínico. Ex: cefalexina

Macrólidos: têm uma grande estrutura anelar. Por vezes designados por "eritromicina"

Lincosamida: nome derivado do primeiro membro encontrado. Ex: lincomicina

Aminoglicosídeo: composto por aminossacarídeos ligados por ligações glicosídicas a várias bases. Ex: gentamicina

Tetraciclina: tem uma estrutura rígida composta por 4 anéis benzénicos fundidos. Ex: tetraciclina

Polipéptido: tal como o nome indica, os aminoácidos ligados por ligações peptídicas constituem o principal componente da estrutura. Ex: vancomicina

Sulfonamida: derivada da sulfanilamida, o primeiro antibacteriano bem sucedido, por exemplo: sulfadiazina. O trimetoprim é utilizado para "potenciar" a sulfonamida.

Fluroquinolonas: ex.: enrofloxacina

**Mecanismo de ação**

A maioria dos medicamentos actua sobre um dos seguintes processos:

Síntese da parede celular

Síntese proteica

Permeabilidade da membrana citoplasmática

Síntese de ácidos nucleicos

Antimetabólico

A vancomicina e os antibióticos beta-lactâmicos (penicilinas e cefalosporinas) inibem a síntese da parede celular. A polimixina B e a anfotericina B aumentam a permeabilidade da membrana. Os aminoglicosídeos (por ex.: gentamicina) inibem irreversivelmente a síntese proteica, ao passo que o cloranfenicol, a eritromicina, a clindamicina e a tetraciclina são inibidores reversíveis. As quinolonas (por exemplo, a ciprofloxacina e a tetraciclina) são inibidores reversíveis. As quinolonas (por exemplo, a ciprofloxacina e a enrofloxacina) inibem a síntese de ácidos nucleicos através da inibição da topoisomerase do ADN. As sulfonamidas inibem a síntese de ácidos nucleicos através da inibição da síntese de novo da base de purinas, entre outras acções, pelo que são por vezes referidas como tendo atividade antimetabolitos.

A amoxicilina/clavulanato é considerada o tratamento de primeira linha para as exacerbações ambulatórias da DPOC. No entanto, os antibióticos de espetro estreito podem ser igualmente úteis para os doentes ligeiros a moderados. A amoxicilina tem sido o tratamento antibiótico clássico para as exacerbações da bronquite crónica e da DPOC. No entanto, há vários anos que se recomenda que este fármaco seja administrado em associação com o ácido clavulânico devido às taxas de resistência do Haemophilus e dos pneumococos.[84]

Considerando o facto de a S. pneumonia ser o agente patogénico mais frequente implicado na AECOPD, a levofloxacina pode ser uma escolha mais adequada do que os macrólidos ou os betalactâmicos no tratamento da AECOPD. Além disso, a levofloxacina não é inferior à cefuroxima no que respeita à eficácia clínica no tratamento da AECOPD.[85]

A maioria das exacerbações pulmonares graves em doentes adultos com fibrose quística (FC) são tratadas com 2 semanas de antibióticos intravenosos (IV). Por vezes, o tratamento é prolongado. O prolongamento do tratamento com antibióticos IV para 21 dias melhorou a pontuação dos sintomas. O prolongamento do tratamento para além de 21 dias não resultou numa melhoria de qualquer medida de resultados.[86]

Os antibióticos macrólidos fornecem uma cobertura adequada para os agentes patogénicos mais frequentemente identificados na AECOPD e têm sido geralmente incluídos nas diretrizes publicadas para o tratamento da AECOPD. Os antibióticos macrólidos têm sido utilizados para tratar com êxito uma série de doenças pulmonares inflamatórias crónicas, incluindo panbronquiolite difusa, asma, bronquiectasias não associadas a fibrose quística e fibrose quística.[87] A azitromicina teve um sucesso significativo em ensaios de exacerbação aguda da bronquite crónica (AECB) contra uma grande variedade de comparadores. [88] A azitromicina a longo prazo é bem tolerada e está associada a reduções significativas da AECOPD, das hospitalizações e da duração dos internamentos hospitalares em doentes com DPOC grave.[89]

A seleção óptima de antibióticos para as exacerbações tem escolhido antibióticos de forma diferente para os doentes de baixo e de alto risco, reservando os medicamentos de espetro mais alargado para os doentes de alto risco. [90]

**Terapia anticoagulante:**

Embora a terapia convencional tenha sido capaz de melhorar o estado geral dos doentes com DPOC, não foi capaz de melhorar eficazmente o estado hipercoagulativo do sangue dos doentes. A combinação da terapia convencional com heparina de baixo peso molecular melhorou a coagulação sanguínea e as funções pulmonares dos pacientes.[91]

**Terapia antioxidante na DPOC:**

Uma vez que uma variedade de oxidantes, radicais livres e aldeídos estão implicados na patogénese da DPOC, é possível que a administração terapêutica de múltiplos antioxidantes seja eficaz no tratamento da DPOC.[92]

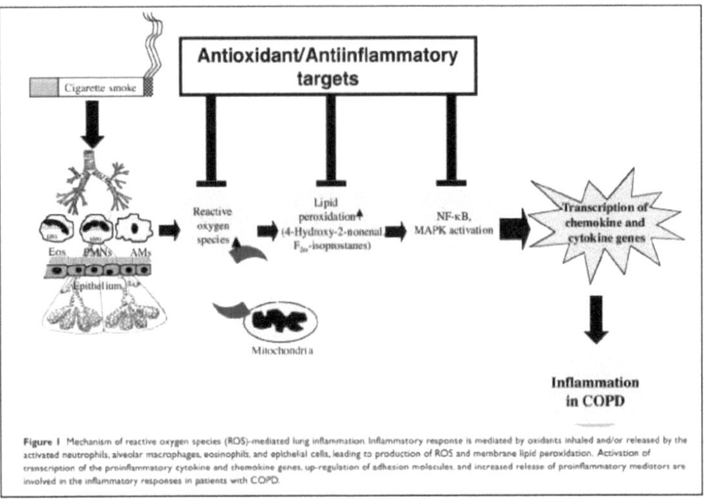


**Figura 9: Mecanismo da inflamação pulmonar mediada por espécies reactivas de oxigénio [92].**

**Bloqueadores beta (BB):**

Os BBs reduzem a mortalidade em doentes com DPOC e doença arterial coronária (DAC) coexistente e devem ser utilizados sempre que possível. Os BB cardiosselectivos são seguros em doentes com DPOC que tenham indicação para a sua utilização. Os BB não selectivos devem ser evitados em geral, exceto em doentes com insuficiência cardíaca que podem beneficiar da utilização de Carvedilol. Os BBs cardioselectivos de ação curta (como o metoprolol) devem ser iniciados com uma dose baixa e aumentados lentamente. Quando o metoprolol estiver estabelecido, pode ser alterado para um produto de ação mais prolongada, uma vez por dia, como o bisoprolol ou o atenolol [93].

**Anti-depressivo:**

A depressão é comum nos doentes com DPOC. Cerca de 40% são afectados por sintomas depressivos graves ou depressão clínica. Não é fácil diagnosticar a depressão em doentes com DPOC devido à sobreposição de sintomas entre a DPOC e a depressão.

A nortriptilina e a imipramina são eficazes no tratamento da depressão, mas pouco se sabe sobre a utilidade dos novos antidepressivos. [94]

As exacerbações agudas da DPOC em doentes com antecedentes de doença cardíaca isquémica ou infiltrados pulmonares unilaterais apresentam um risco acrescido de readmissão precoce. A vacina contra a gripe, os broncodilatadores de manutenção e/ou os corticosteróides inalados e os testes de função pulmonar foram subutilizados, e estes padrões de cuidados devem ser fornecidos para melhorar os cuidados.[95]

A AECOPD pode ser gerida através de uma via clínica. Esta via clínica pode preencher a lacuna entre as diretrizes e a prática clínica. A via clínica implementada para a AECOPD consiste nas seguintes intervenções: (1) avaliações e análises laboratoriais frequentes, (2) tratamento farmacológico, (3) instruções sobre o método de administração de medicamentos por um farmacêutico de serviço, (4) gestão respiratória, (5) reabilitação pulmonar durante a fase aguda, (6) apoio nutricional e (7) planeamento precoce da alta. [96]

**Exercício:**

O treino de exercício físico diminui o risco de mortalidade em adultos mais velhos, e naqueles com DPOC ou doença cardíaca isquémica. Os tipos de treino mais comuns foram o treino aeróbico (TA) e o treino de resistência (TR). O treino de equilíbrio (BT) e o treino funcional foram aplicados com frequência em adultos mais velhos.[97]

**Anti-viral**

A prevenção e o tratamento da gripe na DPOC é uma questão importante em termos de cuidados de saúde.[98] A utilização crescente da vacinação e o desenvolvimento de novos medicamentos antivirais permitem esperar que o peso da doença associada à gripe possa ser reduzido. [27]

**Alta imediata e precoce do doente:**

Os regimes de alta assistida facilitam um meio seguro e eficaz de dar alta aos doentes com exacerbações ligeiras da DPOC para a comunidade e podem resultar em potenciais poupanças financeiras e reduções na ocupação de camas.[99]

**Evolução temporal e recuperação em doentes com DPOC:**

Embora as exacerbações da DPOC estejam associadas a uma deterioração sintomática e fisiológica, pouco se sabe sobre a evolução temporal e a duração destas alterações. A recuperação da PEFR para os valores basais foi completa em apenas 75,2% das exacerbações aos 35 dias, enquanto que em 7,1% das exacerbações aos 91 dias, a recuperação da PEFR não tinha ocorrido.

A recuperação é incompleta numa proporção significativa das exacerbações da DPOC.[100]

## Quadro concetual:

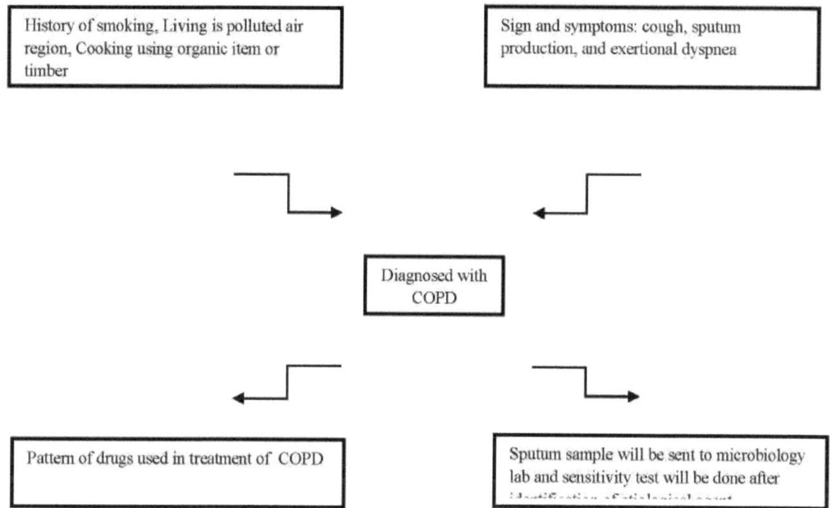


**Figura 10: Fluxograma do quadro concetual.**

# CAPÍTULO 5
# METODOLOGIA

Tratou-se de um estudo transversal prospetivo de base hospitalar.

O estudo foi efectuado no Departamento de Medicina Interna, KMCTH, Sinamangal e no hospital comunitário Duwakot, Bhaktapur, Nepal.

O estudo foi realizado no período de junho de 2013 a junho de 2014, abrangendo o período de um ano, com o objetivo de encontrar o padrão de uso de medicamentos no tratamento do paciente com DPOC hospitalizado.

**Seleção da área de estudo**:

Foram selecionados dois hospitais para o estudo, a saber Kathmandu Medical College and Teaching Hospital e Duwakot Community Hospital.

**Técnicas de amostragem**:

Trata-se de uma técnica de amostragem intencional.

**Tamanho da amostra**:

No KMCTH, foram admitidos, em média, seis doentes com AECOPD na enfermaria de Medicina Interna, provenientes dos serviços de urgência/DOP, por mês (de acordo com o relatório de auditoria). Com base nesta informação, foram selecionados 72 doentes com DPOC durante o período do estudo. No Hospital Comunitário de Duwakot, foram admitidos na enfermaria, em média, dois doentes com AECOPD por mês (de acordo com o relatório de auditoria). Utilizando esta informação, 24 doentes com AECOPD foram selecionados durante o período do estudo. No total, foram inscritos 100 doentes durante o período do estudo.

### Critérios de inclusão:

Serão incluídos neste estudo os doentes com AECOPD clinicamente diagnosticados admitidos no KMCTH e no hospital comunitário de Duwakot com idade superior a 25 anos.

### Critérios exclusivos:

Os doentes excluídos deste estudo foram: doentes com idade inferior a 30 anos, doentes com problemas respiratórios que não a DPOC.

### Técnica e instrumento de recolha de dados:

Foi utilizado um formulário de questionário semi-estruturado para recolher informações dos doentes com DPOC. Este abrange todos os pormenores do doente, tais como o nome, a idade, o sexo, a morada (se o doente é da zona rural ou da zona urbana), a ocupação (poeiras profissionais e produtos químicos como vapores, irritantes, fumos, utilização de combustível de biomassa para cozinhar ou poluição do ar exterior, exposição passiva ao fumo), antecedentes de tabagismo, estatuto socioeconómico. Os dados foram recolhidos num determinado dia durante a consulta médica no DCH e nos restantes dias no KMCTH.

O instrumento utilizado foi um conjunto de questionários elaborados para cada doente, cujo diagnóstico se baseou na evidência clínica do médico e noutros relatórios de exames de diagnóstico. A técnica adoptada foi a entrevista pessoal com o doente e foi pedido a cada doente que soprasse ar no medidor de fluxo expiratório máximo. A PEFR obtida foi comparada com o intervalo normal indicado por Clement Clarke para utilização na escala da UE, de acordo com a altura, idade e sexo do doente.

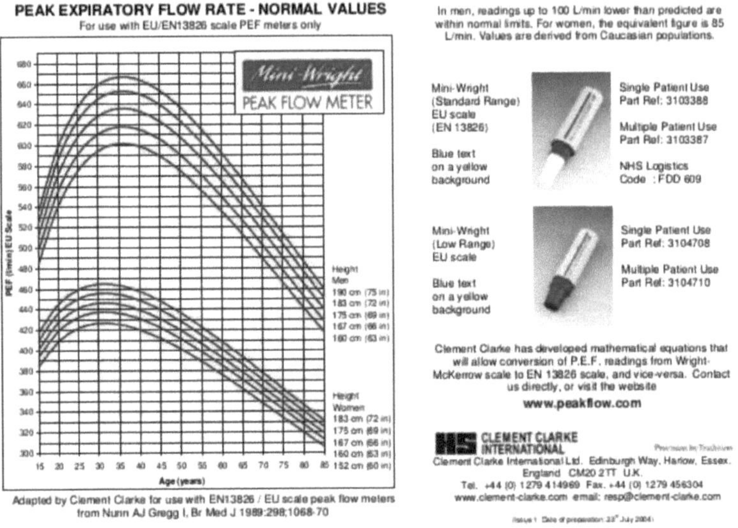


As amostras de expetoração foram colhidas utilizando um recipiente estéril de boca larga e foram enviadas para o Departamento de Microbiologia, KMCTH. Toda a amostra de expetoração foi processada em laboratório utilizando o procedimento microbiológico padrão para isolar os agentes etiológicos. Antes da cultura da expetoração, a qualidade da expetoração foi avaliada através de microscopia de coloração de Gram, para determinar a presença de células pus em maior número do que as células epiteliais. O organismo isolado foi processado para identificação, bem como para teste de sensibilidade aos antibióticos. Se as células de pus na microscopia direta da expetoração forem em número reduzido e o organismo isolado pertencer à flora normal, o relatório será dado como bactéria sem significado. Normalmente, o organismo mais dominante é considerado como agente etiológico para o teste de sensibilidade aos fármacos, a fim de apoiar a gestão do tratamento do doente.

Foi observada a utilização de diferentes antibióticos e a duração da estadia do doente.

**Gestão e análise de dados:**

A análise dos dados foi efectuada com a ajuda do software SPSS após a conclusão da recolha de dados. Os dados foram recolhidos e introduzidos no SPSS versão 21. Os dados foram tabulados e interpretados em termos de percentagem, média e desvio-padrão utilizando o SPSS versão 21. Para avaliar a significância estatística entre os dados, foi utilizado o teste t de Student, o teste Annova e o teste do Qui-quadrado para dados não paramétricos. O valor de p inferior a 0,05 foi considerado significativo.

# CAPÍTULO 6
# RESULTADOS

O número total de doentes incluídos nos estudos foi de 110, dos quais quatro foram transferidos para a UCIP, dois abandonaram o hospital contra indicação médica (LAMA) e quatro expiraram durante o internamento. Assim, foi estudado um total de 100 doentes admitidos com EA de DPOC (moderado a muito grave, tal como diagnosticado pelo médico).

## AE DPOC e diferença de género

Entre eles, 37 (37%) eram doentes do sexo masculino e 63 (63%) do sexo feminino. Assim, a DPOC foi predominante no sexo feminino.

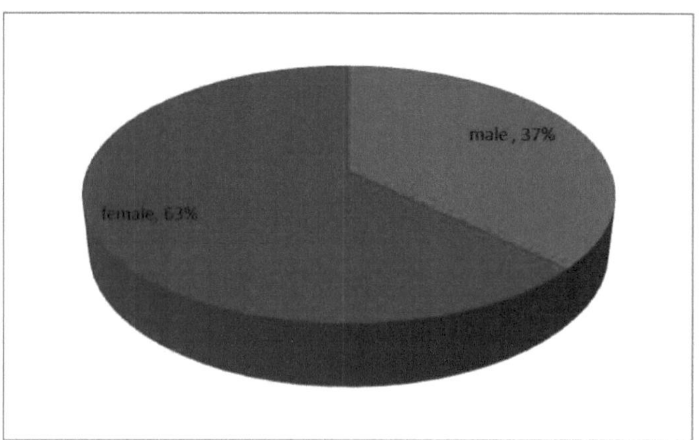


**Figura 11: Quadro demográfico da distribuição por sexo dos doentes com DPOC.**

## Distribuição etária em AE DPOC:

A idade da população em estudo variou entre 27 e 86 anos, com uma média de 63,5±10,5 anos (média ± DP). A Figura 12 descreve o número máximo de doentes que se enquadram no grupo etário dos 61-70 anos, seguido do grupo dos 51-60 anos. Não houve diferença significativa na incidência de EA DPOC entre os géneros nos vários grupos etários que foram admitidos por EA DPOC [p=0,43, $\chi 2$=5,094].

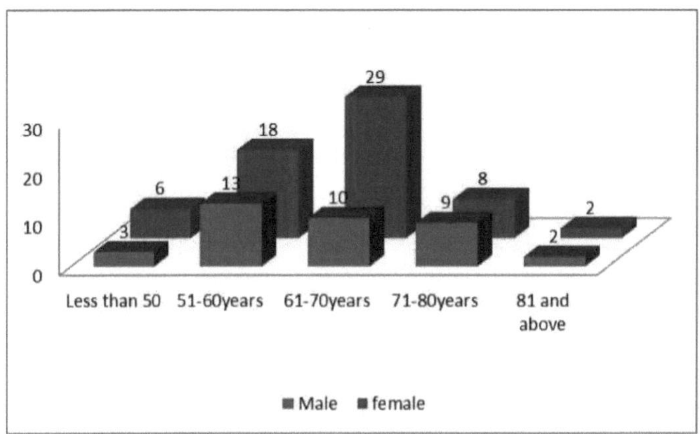


**Figura 12: Quadro demográfico da distribuição etária dos doentes com DPOC.**

**Condições co-mórbidas entre os AE DPOC**

Todos os doentes com DPOC foram admitidos para o tratamento da DPOC com EA, no entanto, também estavam presentes condições co-mórbidas no momento da admissão, como cor pulmonale, pneumonia adquirida na comunidade (PAC), hipertensão (HTN), infeção do trato urinário (ITU) e diabetes mellitus (DM). Mais de metade dos doentes eram puramente AE DPOC [58%], seguidos de AECOPD com estado de cor-pulmonale [20%]. O número de doentes com vários estados co-mórbidos entre os casos de AE DPOC é apresentado na figura 13.

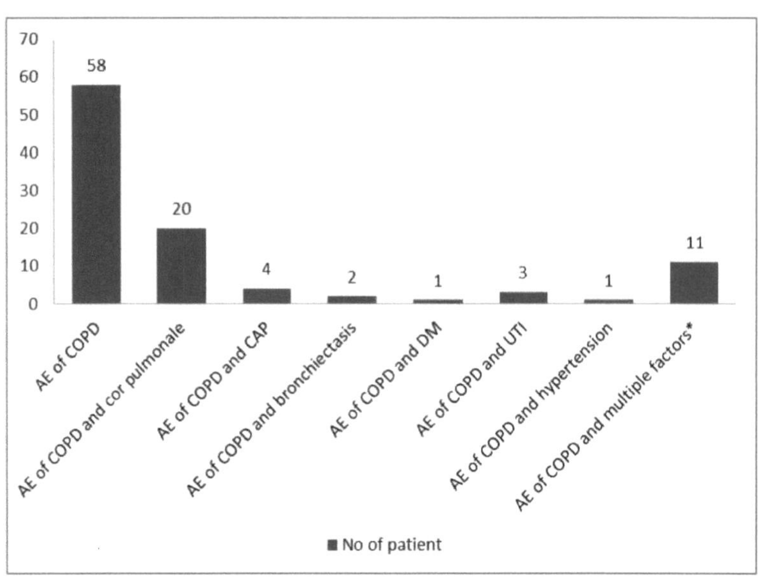


**Figura 13: Diagrama que mostra a distribuição dos doentes com DPOC com co-morbilidade condição.**

**Tabagismo e AE DPOC:**

Os doentes foram também categorizados em não fumadores, fumadores e ex-fumadores. Entre os fumadores actuais, havia uma história de tabagismo inicial de um mínimo de 1 ano a um máximo de 60 anos, com uma duração média de consumo de cigarros de 28,4 ± 18,1 anos. Os ex-fumadores tinham uma história de abandono do tabagismo de um mínimo de 1 ano a um máximo de 40 anos, com uma média de 9 ± 9,05 anos. O número de doentes que eram não fumadores, fumadores e ex-fumadores é apresentado na figura 14. A partir dos dados observados, a DPOC estava presente de forma quase igual nas três categorias (não fumadores, fumadores e ex-fumadores) em ambos os sexos, uma vez que não se verificou qualquer diferença estatisticamente significativa [$p=0,5$, $\chi2=1,754$] entre os vários grupos de homens e mulheres.

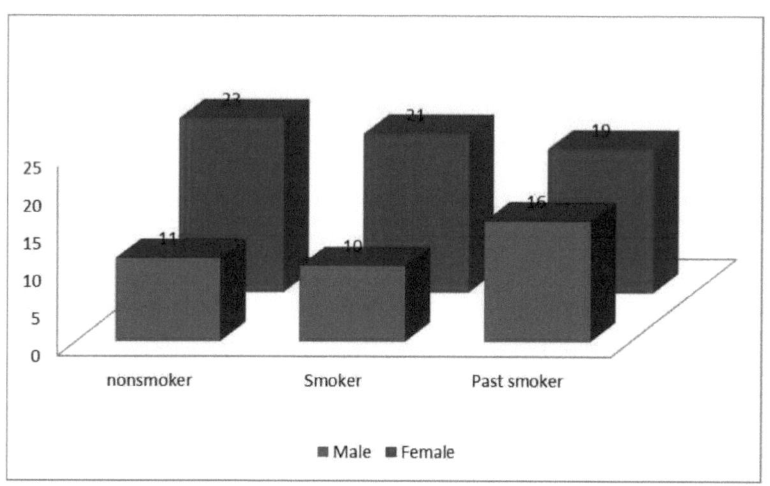


**Figura 14: Diagrama que mostra as diferentes categorias de tabagismo em homens e mulheres.**

Entre os fumadores actuais, dezoito (58%) do total de trinta e um eram fumadores ligeiros, com um consumo de cigarros inferior a 10 por dia, sendo a maioria do sexo feminino. Os fumadores inveterados eram 26%. O número de homens e mulheres que são fumadores ligeiros, moderados e pesados é apresentado na Figura 15.

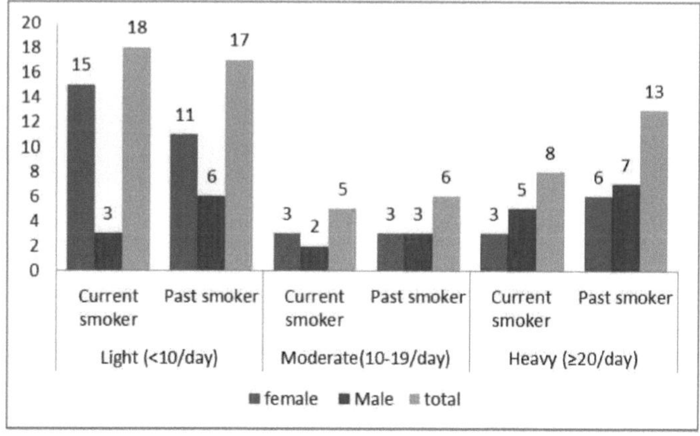


**Figura 15: Figura que mostra a tabulação cruzada entre o sexo e o número de cigarros fumados por dia entre fumadores e ex-fumadores.**

## Duração do internamento hospitalar dos doentes com DPOC

A duração do internamento hospitalar foi de um mínimo de 2 dias a um máximo de 15 dias. A maioria dos doentes foi internada no hospital apenas durante 3-7 dias. A duração do internamento hospitalar entre os doentes com DPOC EA está tabelada na tabela 6. Não foram encontradas diferenças significativas na duração do internamento hospitalar necessário para a DPOC EA e para a DPOC EA com condições co-mórbidas [p=0,37, ANNOVA (F=1,08)] entre homens e mulheres (p=0,11, F=2,47), entre fumadores, ex-fumadores e não fumadores [p=0,43, F=0,84] e entre diferentes grupos etários [p=0,62, F=0,73]. Embora não tenha sido possível um resultado estatisticamente significativo, a utilização de antibióticos na terapêutica mostrou uma menor duração do internamento hospitalar [utilizadores de antibióticos=5,8±2,7, não utilizadores de antibióticos=9,5± 0,7,p=0,07, t= -1,8].

**Tabela 5: Distribuição da permanência hospitalar entre os pacientes com DPOC com EA.**

| Duration of stay | No of patient |
|---|---|
| Less than 3 days | 19 |
| **4-6days** | **47** |
| 7-9days | 21 |
| 10-12 days | 10 |
| 13-15days | 3 |

## Amostras de esputo de doentes com DPOC.

### Cor do escarro

Dos 100 casos, apenas 54 amostras de expetoração foram enviadas para microscopia de expetoração no departamento de microbiologia, das quais oito revelam a bactéria. O espetro de cores indica que existe uma variação entre o estado normal [expetoração branca] do trato respiratório inferior e o estado inflamatório [amarelado] ou infetado [esverdeado].

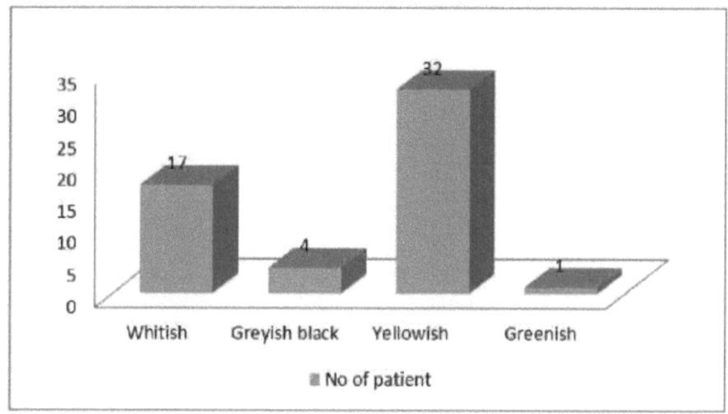


**Figura 16: Figura que mostra a cor da expetoração**

A expetoração de cor esbranquiçada é normalmente considerada normal, mas pode estar presente em infecções virais do trato respiratório, bronquite crónica e asma. A expetoração de cor amarelada indica normalmente a presença de glóbulos brancos, particularmente neutrófilos e eosinófilos. Estão presentes em inflamações crónicas, alergias e causas infecciosas. Também indica a presença de neutrófilos vivos. Em caso de doença alérgica, a expetoração de cor amarelada indica a presença de eosinófilos. A expetoração de cor esverdeada indica a presença de inflamação crónica de longa duração. A cor resulta da degradação dos neutrófilos e da libertação de verdoperioxidase / mieloperoxidase, uma enzima que está presente nestas células. Também pode ser observada em condições inflamatórias não infecciosas de longa duração. Nas infecções, a expetoração esverdeada é mais purulenta (grandes quantidades de pus), ao passo que nas doenças inflamatórias não infecciosas, a expetoração esverdeada é mais mucosa. É observada na pneumonia, bronquite crónica, abcesso pulmonar e bronquiectasia. A expetoração negra acinzentada é uma indicação de "sangue velho" e a cor pode dever-se à degradação dos glóbulos vermelhos, libertando assim hemossiderina (da hemoglobina). Estes sintomas são observados na bronquite crónica, na pneumonia crónica, na tuberculose e no cancro do pulmão.

**Microscopia da expetoração**

Os relatórios microbiológicos mostraram que todas as amostras de expetoração enviadas eram negativas para a coloração AFB. Por conseguinte, os doentes com DPOC em estudo não sofriam de tuberculose. 8 amostras apresentaram um organismo na microscopia de coloração de Gram. Uma amostra apresentou células de pus positivas e uma amostra apresentou células de levedura positivas. As diferentes bactérias identificadas na coloração de Gram estão tabuladas na tabela 6.

**Quadro 6: : Resultado da coloração de Gram para a microscopia da expetoração.**

| Serial no | Gram stain bacteria | No of sputum sample |
|---|---|---|
| 1 | Gram positive cocci | 4 |
| 2 | Gram negative cocci | 1 |
| 3 | Gram positive rod | 1 |
| 4 | Gram negative rod | 2 |

A cultura mostra que *Staphylococcus aureus* - 1, *Streptococcus pneumoniae* - 3, *Pseudomonas aeroroginosa* - 2. Por conseguinte, o organismo causador mais comum de EA de doentes com DPOC no KMCTH poderá ser *Streptococcus pneumoniae* e *Pseudomonas aeruginosa.*

**Imagem de sangue:**

De igual modo, foram também enviadas amostras de sangue para contagem total de leucócitos e contagem diferencial de leucócitos.

O relatório laboratorial mostra uma contagem total de leucócitos acima do intervalo normal (4000-10000 células/µL) em 36 casos das 54 amostras e dentro do intervalo normal em 17 casos e abaixo do intervalo normal em 1 caso. No relatório da contagem diferencial de leucócitos, a neutrofilia foi registada em 35 casos, a eosinofilia em 2 casos e a linfocitose em 1 caso.

**Pico de fluxo expiratório em doentes com DPOC**

A taxa de fluxo expiratório máximo no momento da admissão não foi registada devido à limitação do instrumento, que tem uma capacidade de medição mínima de 60 L/min. No entanto, o PEFR foi medido para cada paciente no momento da alta. Os pacientes receberam alta com base no alívio sintomático, conforme avaliado pelo médico. A taxa de PEFR registada foi máxima de 270 L/min e mínima de 60 L/min com média ± DP (111,5 ± 48,6 L/min). Assim, embora tenha sido observada uma melhoria sintomática, os valores de PEFR estavam bastante abaixo do intervalo normal, conforme indicado por Clement Clarke para utilização na escala da UE, de acordo com a altura, idade e sexo do doente.

**PEFR e hábito de fumar**

O pico de fluxo expiratório foi analisado entre fumadores, ex-fumadores e não fumadores. Não houve diferença significativa (p=0,63, F= 0,572) na recuperação da taxa de pico de fluxo entre os não fumadores (104,41 ± 37,1), fumadores ligeiros (119,7 ± 61,1), fumadores moderados (108,2 ± 51,34) e fumadores pesados (111,4 ± 42,1).

**PEFR e género**

A recuperação da taxa de fluxo expiratório máximo foi significativamente mais elevada nos homens (141,35±56,6 L/min) do que nas mulheres (93,9±32,8). O valor de p foi de 0,001 (t=5,3). No entanto, ambos os valores estão aproximadamente a 25% do intervalo normal para homens e mulheres, respetivamente.

**PEFR e duração do internamento hospitalar**

Uma vez que os doentes tiveram alta após o alívio sintomático da DPOC AE, não existe correlação entre a duração do internamento e a melhoria da PEFR nos doentes com DPOC [r=0,034, p=0,74].

**PEFR e grupos etários**

Quando a PEFR foi comparada entre os diferentes grupos etários, não houve diferença estatisticamente significativa (p = 0,312, F = 1,2). A maioria dos grupos etários registou uma melhoria semelhante, mas a maior melhoria da PEFR foi observada no grupo etário dos 40-50 anos e verificou-se uma queda súbita na melhoria da PEFR após os 80 anos. Devido ao facto de haver apenas um doente nos grupos 1 e 2, não foi possível comentar o valor da PEFR. Os valores de PFE em diferentes faixas etárias estão tabulados na tabela 7.

**Tabela 7: PEFR em vários grupos etários de pacientes com DPOC**

| S.N | AGE GROUPS | PEFR ±SD | |
|---|---|---|---|
| | | MALE * | FEMALE# |
| 1 | LESS THAN 30YEARS | | **150** |
| 2 | 30 -40 YEARS | | **60** |
| 3 | 41 -50 YEARS | 173.3 98.1 | **135** ± 28.8 |
| 4 | 51-60 YEARS | **139.2**±63.3 | **83.8** ± 27.6 |
| 5 | 61-70 YEARS | **147** ± 28.6 | **96.2** ± 32.8 |
| 6 | 71-80YEARS | **140** ± 61 | **81.25** ±12.46 |
| 7 | MORE THAN 80 YEARS | **85** ± 35.3 | **110** ± 70.7 |

*Grupos etários do sexo masculino [p=0,57, F=0,74],#Grupos etários do sexo feminino [p= 0,02,estatisticamente significativo, F=2,66]

**PEFR e DPOC com co-morbilidades**

Quando o pico de fluxo expiratório foi comparado entre DPOC e DPOC com co-morbilidades, observou-se uma diferença significativa na PEFR (p=0,002, F=3,5). No entanto, também se observou que as condições co-mórbidas não tiveram um efeito deteriorante na PEFR

**Tabela 8: Tabela que mostra a PEFR na DPOC e na DPOC com co-morbilidades.**

| Group | Type of disease condition # | No of patient | PEFR (mean ± SD) |
|---|---|---|---|
| 1. | AE of COPD | 58 | 101 ± 35.0 |
| 2. | AE of COPD and cor-pulmonale | 20 | 116.5 ± 62.2 |
| 3. | AE of COPD and CAP | 4 | 112.5 ± 45.7 |
| 4. | AE of COPD and UTI | 3 | 150±55.6 |
| 5. | AE of COPD and multiple factors* | 11 | 112.7 ± 54 |

# Devido à reduzida dimensão da amostra, não foi possível calcular a média e o DP de outros tipos de doença

condições.

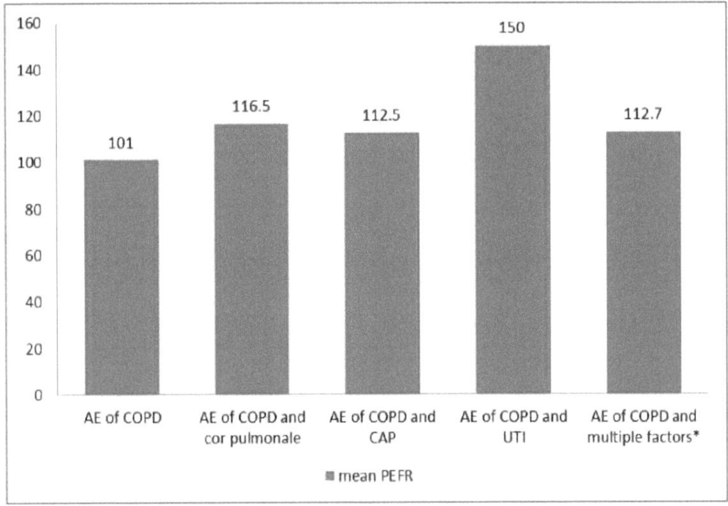


**Figura 17: Diagrama que mostra a PEFR para diferentes condições de co-morbilidade PEFR E FARMACOTERAPIA em doentes com DPOC com EA**

Na terapêutica antibiótica, com a ingestão de levofloxacina, o pico de fluxo expiratório foi significativamente melhor do que quando não foi tomado (média do PFE ± DP =144 ± 65, 108,24 ± 45; p=0,03). Resultado semelhante foi observado com a amicacina (média do PFE

± DP =185 ±21,21, 110 ± 47,96, p=0,03, F=4,697).

Na terapia broncodilatadora, a terapia com doxofilina mostrou uma melhoria significativa na PEFR do que quando não foi tomada (PEF médio ± SD=120,6± 52,6, 96,6±37,6,p=0,01, F=6,050).

Em comparação com a terapêutica combinada com broncodilatador simples ou duplo, a terapêutica combinada com broncodilatador triplo registou uma melhoria na PEFR, embora não estatisticamente significativa. O PEFR médio em diferentes combinações de broncodilatadores é apresentado na tabela 9.

**Tabela 9: Média e DP da PEFR em diferentes combinações de broncodilatadores.**

| | BRONCHODILATORS* | | | |
|---|---|---|---|---|
| | NONE | SINGLE | DOUBLE | THREE |
| PEFR | 104 ± 28.8 | 112.7 ± 46.4 | 99.0 ± 48.8 | 122.0 ± 51.4 |

*p =0.26

Na terapêutica mucolítica, carbocisteína, o resultado foi oposto ao da terapêutica antibiótica e broncodilatadora, a PEFR foi significativamente melhor quando não se tomaram mucolíticos (119,02 ± 53,59) do que quando se tomaram [(99,74 ± 37,52) p=0,05, F=3,835].

### TERAPIA MEDICAMENTOSA e DPOC AE

O regime de terapia medicamentosa nos casos de EA DPOC englobou diferentes combinações de medicamentos pertencentes a antibióticos, broncodilatadores (como agonistas β2, anticolinérgicos, metilxantinas), corticosteróides e mucolíticos.

Entre os 100 doentes inscritos para o EA de doentes com DPOC com/sem comorbilidades, 98% receberam antibióticos, 95% receberam broncodilatadores [dos quais 67% receberam β2 agonistas, 65% receberam anticolinérgicos, 64% receberam metil xantinas (62 doentes tomaram doxofilinas e 4 doentes tomaram aminofilinas)], 67% corticosteróides e 40% receberam mucolíticos. (A percentagem é superior a 100% porque cada doente recebeu duas ou mais combinações)

Mesmo dentro de cada grupo de medicamentos, verificou-se que uma variedade de composições químicas tinha sido prescrita como regime terapêutico durante o internamento. Durante o curso da terapia medicamentosa, nenhum regime antibiótico foi observado em 2% da população de pacientes. A maioria [75%] dos doentes tinha tomado azitromicina, seguida de ceftriaxona [53%]. 99% dos doentes tinham recebido um regime de antibióticos com até 5 composições químicas diferentes. O regime antibiótico seguido durante a terapia está tabelado na tabela 16-21.

Na terapia broncodilatadora, observou-se que o regime de tratamento variou de um único tipo de broncodilatador [29%] a uma combinação dupla [31%] e a combinações triplas [35%].

Na terapêutica com corticosteróides, verificou-se que a fluticasona foi administrada a 57%, a hidrocortisona a 6%, a prednisolona a 16%, a metilprednisolona a 4% e a budesonida a 1%.

Na terapia mucolítica, o medicamento era principalmente a carbocisteína.

A maioria dos doentes (40%) recebeu um regime de combinação de antibióticos [uma série] e broncodilatadores [metilxantinas ± agonistas β2 ± anticolinérgicos] e corticosteróides. As diferentes combinações de fármacos recebidas pelos diferentes doentes são apresentadas no quadro 10-15.

**Tabela 10: Tabela que mostra o regime de terapia única em pacientes.**

| Sn. | Therapy regimen | Total No of patients |
|---|---|---|
| I | Single regimen | [2] |
| | Antibiotic only | 1 |
| | Aminophyllines only | 1 |

**Tabela 11: Tabela que mostra o regime de terapia dupla em pacientes.**

| Sn. | Therapy regimen | Total No of patients |
|---|---|---|
| II | Double regimen | [15] |
| | Antibiotic and bronchodilator | 11 |
| | a.Antibiotic + $\beta_2$ agonist | (5) |
| | b.Antibiotic + aminophylline | (6) |
| | Antibiotic + Corticosteroids | 1 |
| | Antibiotics and mucolytics | 2 |
| | Aminophyllines +corticosteroids | 1 |

**Tabela 12: Tabela que mostra o regime de terapia tripla em pacientes.**

| Sn. | Therapy regimen | Total No of patients |
|---|---|---|
| III | Triple regimen | [20] |
| | Antibiotic +Aminophyllines +corticosteroids | 3 |
| | Antibiotics+2 bronchodilators [aminophyllines + anticholinergics] | 4 |
| | Antibiotics + bronchodilator + mucolytics | 12 |
| | a. Antibiotics + aminophyllines + mucolytics | (8) |
| | b. Antibiotic+ $\beta_2$ agonist+mucolytic | (4) |
| | Antibiotic+ corticosteroid +mucolytic | 1 |

**Tabela 13: Tabela que mostra o regime de tetrapia nos doentes.**

| Sn. | Therapy regimen | Total No of patients |
|---|---|---|
| IV | Tetra regimen | [18] |
| | Antibiotics+ 2 bronchodilators [aminophyllines+ anticholinergics ]+ Corticosteroids | 2 |
| | Antibiotic + 2bronchodilators [$\beta_2$ agonists+anticholinergics ] + corticosteroids | 13 |
| | Antibiotic+2 bronchodilators [aminophylline+anticholinergics]+mucolytic | 1 |
| | Antibiotic + 3 bronchodilators [aminophylline+ $\beta_2$ agonist+ anticholinergics ] | 1 |
| | Antibiotic+aminophylline +corticosteroid +mucolytic | 1 |

**Tabela 14: Tabela que mostra o regime de terapia penta em pacientes.**

| Sn. | Therapy regimen | Total No of patients |
|---|---|---|
| V | Penta regimen | [33] |
| | Antibiotic+2 bronchodilators [aminophylline+ +anticholinergic ] corticosteroids+ mucolytics | 1 |
| | Antibiotic+2 bronchodilators [aminophylline + $\beta_2$ agonist] + corticosteroid + mucolytic | 1 |
| | Antibiotics+2 bronchodilators[$\beta_2$ agonists + anticholinergics] +corticosteroids + mucolytic | 9 |
| | Antibiotics+3 bronchodilators[aminophyllines + $\beta_2$ agonists+anticholinergics] +corticosteroids | 22 |

**Tabela 15: Tabela que mostra o regime de terapia hexa em pacientes.**

| Sn. | Therapy regimen | Total No of patients |
|---|---|---|
| VI | Hexa regimen<br>Antibiotics+3 bronchodilators [aminophyllines + $\beta_2$ agonists+anticholinergics]+corticosteroids + mucolyics | 12 |

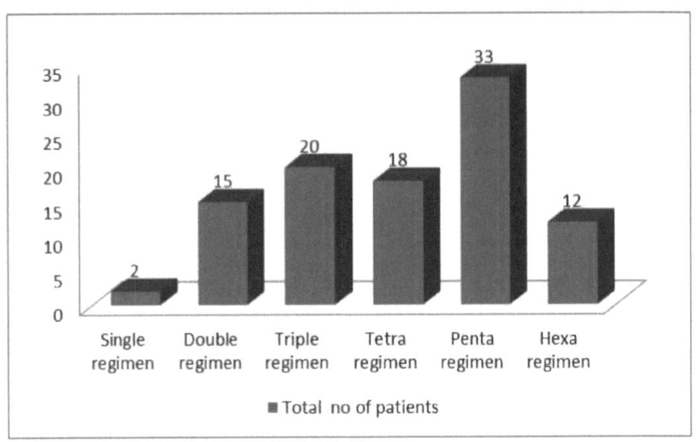


**Figura 18: Diagrama que mostra os diferentes tipos de medicamentos utilizados no tratamento da DPOC.**

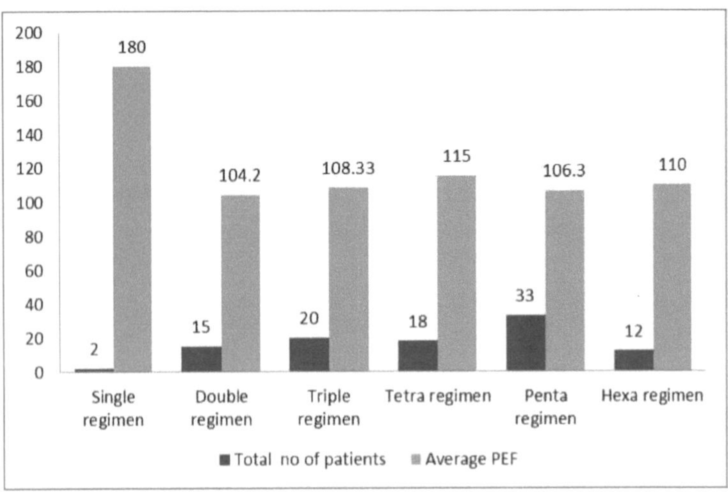


**Figura 19: Diagrama que mostra os diferentes fármacos utilizados no tratamento da DPOC com a respectiva PEFR**

**Quadro 16: Quadro que mostra o padrão de antibióticos utilizados.**

| Antibiotic | Single antibiotics | Combination of two antibiotic | Combination of three antibiotic | Combination of four antibiotics | Combination of five antibiotics | Total no of patients |
|---|---|---|---|---|---|---|
| Amoxicillin+clavulinic acid | 1 | | | | 1 | 2 |
| Ceftriaxone | 9 | 31 | 7 | 3 | 3 | 53 |
| Piperacillin+tazobactam/ceftriaxone+tazobactam | | | | 3 | 3 | 6 |
| Cefepime | 2 | 1 | | | | 3 |
| Cefpodoxime | 3 | 2 | 4 | | | 9 |
| Cefoperazone+sulbactam | | | 1 | | | 1 |
| Cefixime | | | 1 | | 1 | 1 |
| Azithromycin | 29 | 32 | 8 | 3 | 3 | 75 |
| Levofloxacin | 2 | 5 | 2 | | | 9 |
| Clindamycin | 1 | 1 | | | | 2 |
| Amikacin | | 2 | | | | 2 |
| Metro | | | 1 | | 1 | 2 |

São explicados mais pormenorizadamente num outro quadro

**Tabela 17: Tabela que mostra a terapia antibiótica única recebida por diferentes números de pacientes.**

| SN | No of antibiotics | No of patients |
|---|---|---|
| I | SINGLE ANTIBIOTIC THERAPY<br>amoxyclav/ceftriaxone/cefepime/cefpodoxime/<br>Azithromycin/levofloxacin/clindamycin | 47 |

**Tabela 18: Tabela que mostra a terapia antibiótica dupla recebida por diferentes números de pacientes.**

| SN | No of antibiotics | No of patients |
|---|---|---|
| II | DOUBLE ANTIBIOTIC THERAPY | 37 |
| | Cefpodoxime+ceftriaxone | 1 |
| | Cefpodoxime +azithromycin | 1 |
| | Amikacin + azithromycin | 1 |
| | Azithromycin+ levofloxacin | 1 |
| | Amikacin + levofloxacin | 1 |
| | Cefepime+ levofloxacin | 1 |
| | Clindamycin + azithromycin | 1 |
| | Ceftriaxone + azithromycin | 30 |

**Tabela 19: Tabela que mostra a terapia com três antibióticos recebida por diferentes números de pacientes.**

| SN | No of antibiotics | No of patients |
|---|---|---|
| III | THREE ANTIBIOTIC THERAPY | 8 |
| | Cefpodoxime +azithromycin+ceftriaxone | 3 |
| | Cefpodoxime +cefoperazone+subactam+azithromycin | 1 |
| | Metro + azithromycin+ ceftriaxone | 1 |
| | Levofloxacin + azithromycin+ ceftriaxone | 2 |
| | Cefixime+ azithromycin+ceftriaxone | 1 |

**Tabela 20: Tabela que mostra a terapia com quatro antibióticos recebida por diferentes números de pacientes.**

| SN | No of antibiotics | No of patients |
|---|---|---|
| IV | FOUR ANTIBIOTIC THERAPY<br>piperacillin+ ceftriaxone + tazobactam+ azithromycin | 3 |

**Tabela 21: Tabela que mostra a terapia com cinco antibióticos recebida por diferentes números de pacientes.**

| SN | No of antibiotics | No of patients |
|---|---|---|
| V | FIVE ANTIBIOTIC THERAPY | 3 |
| | piperacillin+ ceftriaxone+tazobactam+ azithromycin +cefixime | 1 |
| | piperacillin+ ceftriaxone+tazobactam+ azithromycin+ amoxiclav | 1 |
| | piperacillin+ ceftriaxone+tazobactam+ azithromycin+ metro | 1 |

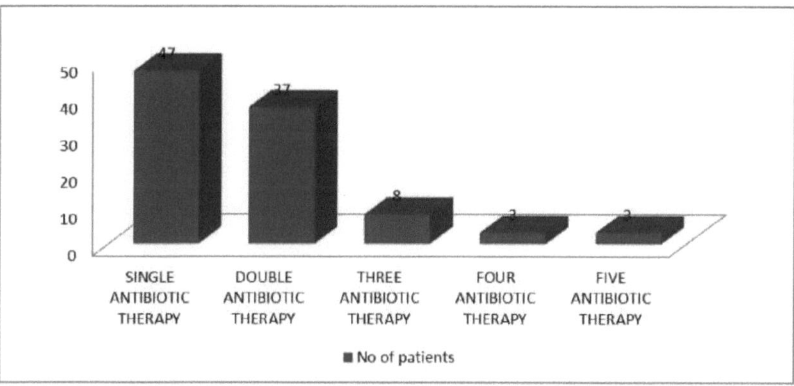


**Figura 20: Diagrama que mostra o número de antibióticos recebidos pelos doentes.**

A partir dos dados observados, 47,9% dos doentes foram curados com um único antibiótico, ao passo que 3,06% dos doentes receberam 4-5 antibióticos, o que indica uma resistência aos antibióticos entre eles. 3,06% dos doentes tinham recebido penicilina de espetro alargado, que é ativa contra espécies de pseudomonas.

# CAPÍTULO 7
# DISCUSSÃO

A DPOC é a terceira doença mais importante a nível mundial, causando morbilidade e mortalidade crónicas [2], e é também a doença que mais admissões hospitalares provoca. As principais causas de morte entre os doentes com DPOC foram a AECOPD com: insuficiência respiratória crónica aguda (38%); insuficiência cardíaca (13%); infeção pulmonar (11%); embolia pulmonar (10%); arritmia cardíaca (8%); e cancro do pulmão (7%). 75% dos pacientes morreram no hospital.[101,102]

Neste estudo, havia 110 doentes com AECOPD, dos quais quatro doentes que sofriam de AECOPD expiraram; outros quatro foram transferidos para a UCIP e dois abandonaram o hospital contra indicação médica (LAMA).

Entre os restantes 100 doentes com AECOPD, a análise por género mostrou que os doentes do sexo feminino (63%) eram mais numerosos do que os do sexo masculino (37%). Noutro estudo conduzido por Akinbami LJ, Liu X e Bhandari SR, verificou-se que a DPOC afectava mais as mulheres do que os homens. [9,103] Este número sugere que a utilização extensiva de combustível de biomassa pelas mulheres que vivem em comunidades rurais coloca-as em maior risco de exposição à poluição do ar interior durante períodos de tempo comparativamente longos. A mesma constatação de que o combustível de biomassa está associado à DPOC foi relatada por vários estudos realizados no Nepal e noutros países em desenvolvimento, sendo as mulheres desproporcionadamente afectadas.[104,105] Por conseguinte, a população feminina é mais propensa a sofrer de DPOC.

A distribuição etária dos doentes mostrou que um maior número de doentes pertencia ao grupo etário dos 51-70 anos, o que significa que a maioria dos doentes admitidos no Departamento de Medicina Interna do KMCTH pertence a um grupo etário mais velho. Resultados semelhantes foram encontrados num estudo realizado por Bhandari SR na região centro-oeste do Nepal.[107] Isto pode dever-se ao declínio da função pulmonar com a idade, que é ainda agravado por estímulos exógenos.[106] Isto indica que as pessoas são mais susceptíveis de sofrer de DPOC quando atingem a idade de 51-70 anos.

Infelizmente, os doentes com DPOC com EA também têm outras doenças. As condições co-mórbidas, como o cor-pulmonale, a pneumonia adquirida na comunidade, as bronquiectasias, a diabetes mellitus, a hipertensão, as ITU, são também uma das razões para a mortalidade dos doentes com DPOC.[107] Uma das complicações da DPOC foi a hipertensão pulmonar, que conduziu ao cor-pulmonale.[108] Mesmo neste estudo, 20% dos doentes que sofriam de EA da DPOC tinham cor-pulmonale. Por conseguinte, as pessoas que sofrem de DPOC também têm tendência para o corpulmonale.

Os doentes foram também categorizados em fumadores, ex-fumadores e não fumadores. O número total de doentes que eram não fumadores, fumadores e ex-fumadores é apresentado na Fig. 14. A partir dos dados observados, a DPOC estava presente de forma quase igual nas três categorias (não fumadores, fumadores e ex-fumadores).

A maioria dos doentes era fumadora ligeira (51,5%), com um consumo de cigarros inferior a 10 por dia, sendo a maioria do sexo feminino. Os fumadores inveterados eram 31,8%. A partir dos dados observados, a maioria das mulheres fumadoras era fumadora ligeira, ao passo que a maioria dos homens fumadores era fumadora pesada.

Embora o tabagismo seja o fator mais importante responsável pela DPOC, as pessoas que não fumam ou que já fumaram estão igualmente em risco de sofrer de DPOC. A razão pode ser o fumo da biomassa, os gases de escape dos automóveis, etc.

No nosso estudo, fumar, não fumar e ter antecedentes de tabagismo não fizeram qualquer diferença no desenvolvimento da DPOC, o que é semelhante a um estudo realizado por Salvi S, Sundeep S, Peter J em que, embora o tabagismo tenha sido estabelecido como um fator de risco importante, outros factores de risco são igualmente importantes, especialmente nos países em desenvolvimento. Estima-se que 2545% dos doentes com DPOC nunca fumaram; o peso da DPOC dos não fumadores é, por conseguinte, muito mais elevado do que se pensava anteriormente. Cerca de 3 mil milhões de pessoas, metade da população mundial, estão expostas ao fumo de combustíveis de biomassa, em comparação com 1,01 mil milhões de pessoas que fumam tabaco, o que sugere que a exposição ao fumo de biomassa pode ser o maior fator de risco para a DPOC a nível mundial [109] e, em contraste com outro estudo, 92% das mortes por DPOC ocorreram em indivíduos que eram fumadores actuais no início do período de acompanhamento [110].

A partir dos dados tabulados, o número máximo de doentes era de fumadores ligeiros (51,5%), com um consumo de cigarros inferior a 10 por dia, entre os quais a maioria era do sexo feminino. 31,8% eram fumadores pesados.

O uso da medida do PFE e os fatores associados na patogênese da doença das vias aéreas sugerem que a variabilidade do PFE seria uma medida útil a ser empregada em estudos epidemiológicos.[111] A partir dos dados, não houve diferença significativa na média do pico de fluxo expiratório no momento da alta entre as diferentes categorias de fumantes. De acordo com um estudo, foi encontrada regressão no pico de fluxo expiratório em fumantes e não fumantes [112]. Isto indica que o PEFR permanece o mesmo em todas as categorias de fumadores e não fumadores que sofrem de DPOC.

No nosso estudo, observámos que a duração do internamento hospitalar foi de um mínimo de 2 dias a um máximo de 15 dias. Num estudo realizado por Sala E, Alegre L, Carrera M, Ibars M et al, a duração média do internamento hospitalar foi de 9-10 dias, o que foi bastante semelhante aos dados acima referidos. No entanto, a alta apoiada pode diminuir ainda mais a duração do internamento hospitalar. O apoiou a alta, incluindo a terapia medicamentosa em casa e a visita frequente do enfermeiro para avaliar o estado geral dos doentes, a intensidade da falta de ar e a presença de tosse ou produção de expetoração. Além disso, a temperatura corporal, a frequência cardíaca, a pressão arterial, a frequência respiratória e a saturação arterial de oxigénio.[113]

Por conseguinte, a duração média de hospitalização necessária para a recuperação é de 4 a 8 dias. Esta duração pode ser reduzida se o doente tiver alta assistida e serviço de enfermagem no domicílio.

Neste estudo, de um total de 100 doentes com AECOPD, apenas 54 amostras de expetoração foram enviadas para análise no Departamento de Microbiologia. Este facto deve-se à tosse improdutiva nos restantes doentes. Num estudo realizado por Stockley R e Brien C, a presença de expetoração esverdeada (purulenta) foi 94,4% sensível e 77,0% específica para a carga bacteriana elevada e indica a maior probabilidade de beneficiar de terapia antibiótica. Todos os pacientes que produziram expetoração esbranquiçada (mucoide) durante a exacerbação aguda melhoraram sem antibioticoterapia, e as caraterísticas da expetoração permaneceram as mesmas mesmo quando os pacientes voltaram ao seu estado clínico estável.[51] A purulência da expetoração, ou seja A quantidade de pigmentação amarela e verde no escarro está relacionada à presença de mieloperoxidase, um produto da desgranulação de neutrófilos [90] Em nosso estudo, a maioria das amostras de escarro era amarelada ou esbranquiçada e apenas uma amostra tinha consistência esverdeada na aparência do escarro.

Os doentes com DPOC são propensos a infecções pulmonares [114,115,116]. Num relatório de Espanha [82], as infecções são responsáveis por 75% das exacerbações da DPOC. O tratamento empírico com antibióticos é prescrito em mais de 90% dos casos de exacerbação respiratória da DPOC, embora a análise microbiológica da expetoração só seja efectuada em 5% dos doentes. [82] No nosso estudo, de um total de 100 casos, apenas 54 amostras de expetoração foram enviadas para microscopia de expetoração no Departamento de Microbiologia, das quais 8 revelaram bactérias (8% revelaram coloração de Gram positiva, células de pus e células de levedura). As diferentes bactérias identificadas na coloração de Gram e nas culturas de expetoração foram *Streptococcus pneumoniae e Pseudomonas aeruginosa.* De acordo com os resultados de um estudo realizado por Li X e Li Q, *a Pseudomonas aeruginosa* foi o agente patogénico mais comum em doentes com exacerbação grave e extremamente grave da DPOC, e *o Streptococcus pneumoniae* foi o mais comum na pneumonia adquirida na comunidade. [117,118] Nosso estudo é semelhante a esses achados.

A DPOC é uma doença heterogénea e a incidência de infeção bacteriana não é uniforme; a hiper-secreção de muco pode ser outro fator de risco importante. A bacteriologia das infecções varia consoante a gravidade da doença subjacente das vias aéreas. A colonização bacteriana das vias aéreas inferiores pode ser um estímulo para a inflamação crónica e pode influenciar o intervalo entre exacerbações. [119] Num estudo conduzido por Michael S e Filer J, nas exacerbações infecciosas agudas, a correlação entre a deterioração da função pulmonar

(< 35% do VEF1 previsto) e as bactérias (espécies de Enterobacteriaceae e Pseudomonas) é predominante. [120] Num estudo conduzido por Grossman R, metade das exacerbações foi causada por infeção bacteriana e os antibióticos demonstraram melhorar o resultado clínico e a recuperação fisiológica.[121]

Para confirmar a infeção pulmonar resultante do EA da DPOC, enviámos o sangue para a CPT e a CPD. Neste estudo, a contagem total de leucócitos foi encontrada acima do normal em 36% dos casos. Um estudo semelhante conduzido por Mercer PF, Shute JK, Bhowmik A, Donaldson GC et al, mostrou que existe um aumento do número de células inflamatórias durante a exacerbação.[122] Noutro estudo, conduzido por Rutgers S, Postma D, Hacken N et al, descobriu que as células inflamatórias eram mais numerosas nos doentes com DPOC que fumaram no passado do que nos doentes saudáveis.[123]

A penicilina, a cefalosporina e os macrólidos, seguidos das quinolonas, são os antibióticos mais utilizados no tratamento da exacerbação da DPOC em Espanha.[82] No nosso estudo, 99% dos doentes receberam antibióticos no seu tratamento e apresentaram melhorias clínicas no momento da alta, o que também foi detectado pela tendência de melhoria do pico de fluxo expiratório. Deste modo, podemos afirmar que os antibióticos devem ser incluídos na primeira linha de tratamento. Quando se estabeleceu uma correlação entre os diferentes antibióticos e a taxa de fluxo expiratório máximo, apenas a levofloxacina apresentou uma correlação positiva estatisticamente significativa. Este facto pode dever-se à resistência emergente a outros antibióticos. Num estudo realizado por Saint S e Bent S, registou-se uma melhoria da PEFR com a utilização de antibióticos. O benefício foi relativamente pequeno (uma melhoria de 10,75 L/min na PEFR), mas pode ser clinicamente significativo, especialmente em doentes com doença grave. Os pacientes hospitalizados pareceram se beneficiar mais do que os pacientes ambulatoriais, talvez por estarem mais doentes no início da terapia.[124] Resultado semelhante foi encontrado em outro estudo conduzido por Anthonisen NR, Manfreda J, Warren CP.[125]

A maioria dos doentes recebeu até cinco antibióticos (em terapia de regime penta - 33%), seguido de regime triplo (20%) e regime tetra (18%). Num dos estudos, Kollef M, Vilasnik J, Pasque C, scheduled change of antibiotic classes: a strategy to decrease the incidence of ventilator associated pneumonia.[126] Outra razão para a utilização de múltiplos antibióticos deveu-se aos casos complicados de DPOC (FEV1 <35%). Em Espanha, o tratamento empírico com antibióticos é prescrito em mais de 90% dos casos de exacerbação respiratória da DPOC, embora a análise microbiológica da expetoração só seja realizada em 5% dos doentes. A penicilina, a cefalosporina e os macrólidos são os antibióticos mais utilizados para tratar a exacerbação da DPOC em Espanha, seguidos das quinolonas.[82] Isto foi comparável ao nosso estudo em que 99% dos doentes receberam antibióticos, embora apenas 54 amostras tenham sido enviadas para análise microbiológica.

As fluoroquinolonas subsequentemente desenvolvidas e comercializadas - incluindo a levofloxacina, a esparfloxacina, a grepafloxacina, a trovafloxacina, a gatifloxacina e a moxifloxacina - tiveram uma maior atividade contra os cocos Gram-positivos e receberam aprovações regulamentares para o tratamento de doentes com várias infecções. Tem havido um interesse uniforme entre os fabricantes para a aprovação do tratamento de infecções do trato respiratório causadas por Streptococcus pneumoniae e outros agentes patogénicos. [127]

No nosso estudo, o pico de fluxo expiratório (PFE ± DP) foi significativamente diferente entre a levofloxacina não administrada (108,24 ± 45) e a administrada (144 ± 65, p=0,03). Nos estudos de Lee C, Kim DK, Park GM et al, tendo em conta o facto de a S. pneumonia ser o agente patogénico mais frequente implicado na AECOPD, a levofloxacina pode ser a escolha mais adequada do que os macrólidos ou os beta-lactâmicos no tratamento da AECOPD. [85]

A amicacina é um aminoglicosídeo utilizado no tratamento de diferentes infecções bacterianas. O PFE (PFE médio ± DP) com amicacina (185 ± 21,21) e sem amicacina (110 ± 47,96, p=0,03) mostrou que existe uma diferença significativa. Noutro estudo realizado por Lieberman D, os doentes com exacerbações agudas graves da DPOC que estavam a receber ventilação mecânica deveriam receber amicacina.[128] De acordo com os resultados de um estudo realizado por Li X e Li Q, dos 10 antibióticos, a sensibilidade da *P. aeruginosa* à amicacina foi superior a 70%.[117]

Do mesmo modo, com a carbocisteína, o resultado foi oposto. (PFE ± DP) (com tratamento, 99,74 ± 37,52, sem tratamento 119,02 ± 53,59), p=0,053). Mas noutro estudo conduzido por Zheng J, Kang J, os mucolíticos, como a carbocisteína, devem ser reconhecidos como um tratamento válido para a prevenção de exacerbações em doentes chineses com DPOC.[129]

# CAPÍTULO 8
# CONCLUSÃO

A DPOC é a terceira principal causa de morte a nível mundial. Embora o tabagismo seja o fator de risco mais importante, a DPOC também foi detectada em não fumadores e em antigos fumadores. A DPOC é mais prevalente nas mulheres do que nos homens. Os doentes com DPOC eram também mais numerosos durante o inverno do que no verão. O grupo etário mais suscetível à DPOC é o dos 61-70 anos. A maioria dos doentes que sofrem de DPOC também sofre de Cor-pulmonale. Os doentes que são admitidos no hospital sofrem geralmente de DPOC moderada a grave. A cor da amostra de expetoração dá uma ideia se se trata de uma doença infecciosa ou inflamatória. A cor amarela ou verde da expetoração dá um teste microbiológico positivo. Os organismos mais frequentemente isolados da amostra de expetoração foram o *Streptococcus pneumonia* e *a Pseudomonas aeruginosa.* Embora tenham sido enviadas amostras de sangue para análise, apenas 36% apresentaram uma contagem elevada de leucócitos. A razão pode ser o facto de os doentes já estarem a fazer terapêutica antibiótica antes da hospitalização. Isto deve-se ao facto de os antibióticos continuarem a ser medicamentos de venda livre no Nepal. O período de tempo necessário para a recuperação clínica varia normalmente entre 4 e 8 dias. Como sabemos que a maioria dos pacientes admitidos no hospital eram casos de DPOC moderados a graves, o medidor de fluxo expiratório de pico padrão não foi capaz de medir o PEFR no momento da admissão devido à limitação do instrumento que tem uma capacidade mínima de medição de 60L/min. Os doentes com DPOC receberam broncodilatador, corticosteróides, metilxantina, oxigénio, mucolíticos, antibióticos e vacinas. Entre os broncodilatadores, foram administrados agonistas β2 de curta ação e agonistas β2 de longa ação. Também foram administrados anticolinérgicos. Os broncodilatadores mais comuns foram o seroflo (salbutamol + brometo de ipratrópio) e o tiova (brometo de tiotrópio). Entre os corticosteróides, o hidrocort (hidrocortisona) e o primacort (prednisolona) foram os mais utilizados. O Azithro (azitromicina) foi o antibiótico mais utilizado para as infecções em doentes com DPOC.) Doxobid (doxofilina) foi o mais utilizado no grupo das metil xantinas. As aminofilinas eram utilizadas em casos muito graves devido aos seus efeitos adversos. Os mucolíticos também são utilizados durante o tratamento. Entre os mucolíticos, foram utilizados a N-acetilcisteína e a carbocisteína. O PEFR foi medido para cada doente com DPOC na altura da alta. Os homens apresentaram valores de PFE mais elevados do que as mulheres, o que pode dever-se a um aumento do tónus muscular. Todos os pacientes melhoraram clinicamente no momento da alta e o pico mínimo de fluxo expiratório medido foi de 60L/min. Por conseguinte, este foi o valor de corte para a melhoria clínica do doente com AECOPD. Todos os doentes foram vacinados contra o pneumococo e a gripe.

# CAPÍTULO 9
# LIMITAÇÃO

Trata-se de um estudo transversal prospetivo baseado num hospital. Por conseguinte, existe a possibilidade de viés de seleção, embora os dados tenham sido codificados para evitar viés de observação.

Uma das limitações do estudo é o facto de se tratar de um estudo realizado num hospital. Por conseguinte, o presente estudo pode não refletir a população geral do Nepal.

Os doentes admitidos eram casos de DPOC moderados a graves. A maioria dos doentes não era capaz de se manter de pé ou de retirar a máscara de oxigénio durante a medição da taxa de fluxo expiratório máximo com o medidor de fluxo expiratório máximo. Por conseguinte, os doentes foram obrigados a sentar-se na cama durante a medição da PEFR. Não foi medido o pico de fluxo expiratório diário, o que teria ajudado a monitorizar melhor a progressão da doença. Os doentes receberam alta com base na melhoria clínica.

Os parâmetros hematológicos foram avaliados em cada visita, mas os parâmetros microbiológicos nem sempre foram comunicados.

De igual modo, não foram efectuadas outras medidas de melhoria, como a gasimetria arterial e a espirometria, devido ao custo e ao incumprimento por parte dos doentes.

Os medicamentos prescritos eram, na sua maioria, de marca, pelo que a identificação do medicamento era problemática.

Penso que este fator tem um impacto mínimo no presente estudo e que essas limitações são menos subjectivas. Por conseguinte, este fator não alteraria significativamente os resultados do presente estudo.

# REFERÊNCIAS

1. Roisin RR, Anzueto A, Bourbeau J, Jenkins C, Martinez F, et al. Iniciativa Global para a Doença Pulmonar Obstrutiva Crónica. Estratégia Global para o diagnóstico, gestão e prevenção da Doença Pulmonar Obstrutiva Crónica (actualizada em 2010). 2010

2. Mahboub B, Alzaabi A, Soriano JB, Salameh L, Mutairi Y Al, Yusufali A, et al. Case finding of chronic obstructive pulmonary disease with questionnaire, peak flow measurements and spirometry: a cross-sectional study. BMC Research Notes. 2014 7(1):1-7.

3. Sethi S, Murphy TF. Bacterial Infection in Chronic Obstructive Pulmonary Disease in 2000 : a State of the Art Review Bacterial Infection in Chronic Obstructive Pulmonary Disease in 2000. Clinical Microbiological Review. 2001; 14(2):336- 363.

4. Jackson H, Hubbard R. Detecting chronic obstructive pulmonary disease using peak flow rate: cross sectional survey. British Medical Journal. 2003; 327:653654.

5. Petty TL. The history of COPD Early historical landmarks. Revista Internacional de DPOC. 2006; 1(1):3-14.

6. Soriano JB, Zielinski J, Price D. Screening for and early detection of chronic obstructive pulmonary disease. Lancet. 2009; 374:721-732.

7. White P. Spirometry and peak expiratory flow in the primary care management of COPD. Primary Care Respiratory Journal. 2004; 13:5-8.

8. Weiss ST, DeMeo DL, Postma DS. DPOC: problemas no diagnóstico e medição. European Respiratory Journal. 2003; 21:4-12.

9. Bhandari SR. Epidemiologia da doença pulmonar obstrutiva crónica: uma estudo descritivo na região centro-oeste do Nepal. Revista Internacional de DPOC. 2012; 7:253-257.

10. Heyes A, Lanza L, Becker K. Epidemiology of chronic obstructive pulmonary disease : a literature review. Revista Internacional de DPOC. 2012;7:457-494.

11. Pauwels R , Rabe KF. Burden and clinical features of chronic obstructive pulmonary disease (Carga e caraterísticas clínicas da doença pulmonar obstrutiva crónica). Lancet. 2004;364:613-20.

12. Rajarathna K. Avaliação clínica de teofilina, brometo de tiotrópio e Combinação de Formoterol e Budesonida em Pacientes com DPOC. Rajiv Gandhi University ofHealth Sciences; 2006:1-125.

13. Ramsey SD, Hobbs FD. Chronic obstructive pulmonary disease, risk factors, and outcome trials: comparisons with cardiovascular disease. American Thoracic Society 2006;3(7):635-640.

14. Fletcher C, Peto R. Natural history of chronic airflow obruction. British Medical Journal. 1977;1:1645-1648.

15. Sangani R, Ghio A. Lung injury after cigarette smoking is particle related. International Journal of COPD. 2011;6:191-198.

16. Park GY, Christman JW. Is the cellular response to cigarette smoke predictive of the phenotypic variation of COPD ? American Journal of Physiology Lung cell molecular physiology. 2011;300:809-810.

17. Reilly J, Silverman E, Shapiro S. Harrison's Principle Of Internal Medicine. In: Kasper D, Braunwald E, Hauser S, Fauci A, Jameson J, editores. 16th ed. New York: McGraw Hill; 2005.1547-1553.

18. Nordenhall C, Pourazar J, Blomberg a, Levin JO, Sandstrom T, Adelroth E. Airway inflammation following exposure to diesel exhaust: a study of time kinetics using induced sputum. European Respiratory Journal. 2000;15(6):1046-1051.

19. Eeden SF. Particulate matter air pollution exposure: role in the development and exacerbation of chronic obstructive pulmonary disease. International Journal of COPD. 2009;4:233-243.

20. Papi A, Luppi F, Franco F, Fabbri LM. Pathophysiology of exacerbations of chronic obstructive pulmonary disease. American Thoracic Society. 2006 3(3):245-251.

21. Georgopoulos D, Centre CS, Lane L. Chronic obstructive pulmonary disease: symptoms and signs (Doença pulmonar obstrutiva crónica: sintomas e sinais). European Respiratory Monograph. 2006;38:7-23.

22. Boixeda R, Rabella N, Sauca G. Estudo microbiológico de pacientes hospitalizados por exacerbação aguda da doença pulmonar obstrutiva crónica (AE-COPD) e a utilidade de parâmetros analíticos e clínicos na sua identificação (estudo VIRAE). International Journal of COPD. 2012;7:327-335.

23. Joshi PV, Singanayagam A, Molyneaux PL, Johnston SL, Mallia P. Lung microbiology and exacerbations in COPD. International Journal of COPD. 2012;7:555-569.

24. White J, Gompertz S, Bayley DL, Hill SL, O'Brien C, Unsal I, et al. A resolução da

inflamação brônquica está relacionada com a erradicação bacteriana após o tratamento de exacerbações de bronquite crónica. Thorax. 2003;58(8):680-685.

25. Erkan L. Role of bacteria in acute exacerbations of chronic obstructive pulmonary disease (Papel das bactérias nas exacerbações agudas da doença pulmonar obstrutiva crónica). International Journal of COPD. 2008;3(3):463-467.

26. Sethi S. Infection as a comorbidity of COPD. European Respiratory Journal. 2010;35(6):1209-1215.

27. Mallia P, Johnston SL. Influenza infection and COPD. International Journal of COPD. 2007;2(1):55-64.

28. Rohde G, Wiethege A, Borg I, Kauth M, Bauer TT, Gillissen A, et al. Respiratory viruses in exacerbations of chronic obstructive pulmonary disease requiring hospitalisation: a case-control study. Thorax. 2003 Jan;58(1):37-42.

29. Seemungal T , Harper-Owen R, Bhowmik A, Jeffries DJ, Wedzicha J . Deteção de rinovírus na expetoração induzida na exacerbação da doença pulmonar obstrutiva crónica. European Respiratory Journal. 2000 ;16(4):677-683.

30. Yuta A, Doyle WJ, Gaumond E, Ali M, Tamarkin L, Baraniuk JN, et al. Rhinovirus infection induces mucus hypersecretion. American Journal of Physiology. 1998;274:1017-1023.

31. Wilkinson TM , Donaldson GC, Hurst JR, Seemungal TR, Wedzicha JA. Early therapy improves outcomes of exacerbations of chronic obstructive pulmonary disease. American Journal of Respiratory Critical Care Medicine.

2004;169(12):1298-1303.

32. Macnee W. ABC of chronic obstructive pulmonary disease pathology, pathogenesis, and pathophysiology (ABC da patologia, patogénese e fisiopatologia da doença pulmonar obstrutiva crónica). British Medical Journal. 2006;332:1202-1204.

33. Macnee W. Pathogenesis of Chronic Obstructive Pulmonary Disease (Patogénese da Doença Pulmonar Obstrutiva Crónica). American Thoracic Society Journal. 2005;2:258-266.

34. Bathoorn E. Airways inflammation and treatment during acute exacerbations of COPD (Inflamação das vias aéreas e tratamento durante exacerbações agudas da DPOC). International Journal ofCOPD. 2008;3(2):217-229.

35. Patel A, Wilson R. Newer fluoroquinolones in the treatment of acute exacerbations of COPD. International Journal of Chronic Obstrutive Pulmonary Disease. 2006;1(3):243-250.

36. Chung KF, Marwick JA. Glucocorticoid insensitivity as a future target of therapy for chronic obstructive pulmonary disease. International Journal of COPD. 2010;5:297-309.

37. Puentemaestu L, Stringer WW. Hiperinsuflação e sua gestão na DPOC. International Journal ofCOPD. 2006;1(4):381-400.

38. Murali Mohan B V, Sen T, Ranganath R. Manifestações sistémicas da DPOC. Associação de Médicos da Índia. 2012;60:44-47.

39. Murray SA, Pinnock H, Sheikh A. Palliative care for people with COPD. Primary Care Respiratory Journal. 2006;15:362-364.

40. Perks WH, Thompson DA PA. An evaluation of the mini-Wright peak flow meter. Thorax. 1979;34:79-81.

41. Gough JE, Brewer KL. Can peak expiratory flow measurements differentiate chronic obstructive pulmonary disease from congestive heart failure? Emergency Medicine International. 2012 :1-3.

42. Donaldson GC, Seemungal TA, Bhowmik A, et al. Relationship between exacerbation frequency and lung function decline in chronic obstructive pulmonary disease. Thorax. 2002;57:847-852.

43. Lucasramos PD, Izquierdo JL, Rodriguez- JM, Frances JF. Chronic obstructive pulmonary disease as a cardiovascular risk fator. Resultados de um estudo de caso-controlo. International Journal of COPD. 2012;7:679-686.

44. Ailani RK, Ravakhah K, Digiovine B, West BC. Dyspnea Differentiation Index: A New Method for the Rapid Separation of Cardiac v/s Pulmonary Dyspnea. Chest. 1999;116(4):1100-1104.

45. Miller MR, Pedersen OF, Martin R, Peak OFP. A resistência do medidor de pico de fluxo diminui o pico de fluxo expiratório em indivíduos com DPOC. Journal of applied Physiology. 2000;89:283-290.

46. Adenyl B, Erhabor G. The peak flow meter and its use in clinical practice. Jornal Africano de Medicina Respiratória. 2011;5:5-8.

47. Artigo O. Pico de fluxo expiratório de crianças e jovens adultos nepaleses. Jornal Médico da Universidade de Kathmandu. 2008;6(3):346-354.

48. Murata GH, Kapsner CO, Lium DJ, Busby HK. A Multivariate Model for Predicting Respiratory Status Pulmonary Disease. Journal of General Internal Medicine. 1998;13:462-468.

49. Gregg I, Nunn AJ. Peak expiratory flow in symptomless elderly smokers and exsmokers Hazards of long distance cycling. British Medical Journal. 1989;298:1071-1072.

50. Halpin DM, Marc D, Kesten S. Exacerbation frequency and course of COPD. International Journal of COPD. 2012;7:653-661.

51. Stockley RA, Brien CO, Pye A, Hill SL. Relationship of Sputum Color to Nature and Outpatient Management of Acute Exacerbations of COPD (Relação da cor do escarro com a natureza e o tratamento ambulatorial das exacerbações agudas da DPOC). Chest. 2000;117(6):1638-1645.

52. Luisa M, Ortiz M, Morera J. COPD: Differential Diagnosis: Doença Pulmonar Obstrutiva Crónica. Internation Journal of COPD. 2012;3:653-652.

53. Cazzola M, Hanania NA, Hospital AC. The role of combination therapy with corticosteroids and long-acting β 2 -agonists in the prevention of exacerbations in COPD. International Journal ofCOPD. 2006;4:345-354.

54. Beier J, Beeh K. Long-acting β-adrenoceptor agonists in the management of COPD : focus on indacaterol. International Journal of COPD. 2011;6:237-243.

55. Rossi A, Khirani S, Cazzola M. Long-acting β 2 -agonists (LABA) in chronic obstructive pulmonary disease: efficacy and safety. International Journal of COPD. 2008;3(4):521-529.

56. Gold PM. A diretriz GOLD 2007: uma estrutura de cuidados abrangente. Respiratory Care Journal. 2007;54(8):1040-1049.

57. Langhammer A, Forsmo S. Long-term therapy in COPD : any evidence of adverse effect on bone ? International Journal of COPD. 2009;4:365-380.

58. Scullion JE. The development of anticholinergics in the management of COPD. Jornal Internacional da DPOC. 2007;2(1):33-40.

59. Malesker MA, Schuller D. A systematic review of the cardiovascular risk of inhaled anticholinergics in patients with COPD. International Journal of COPD. 2009;4:253-263.

60. Hodder R, Kesten S. Outcomes in COPD patients receiving tiotropium or salmeterol plus treatment with inhaled corticosteroids. International Journal of COPD. 2007;2(2):157-167.

61. Chung KF. Salmeterol / combinação de fluticasona no tratamento da DPOC. International Journal of COPD. 2006;1(3):235-242.

62. Salpeter SR. Broncodilatadores na DPOC: Impacto dos β-agonistas e anticolinérgicos nas exacerbações graves e na mortalidade. International Journal of COPD. 2007;2(1):11-18.

63. Fujimoto K, Kitaguchi Y, Kanda S. Comparação da eficácia de medicamentos de ação prolongada

broncodilatadores na doença pulmonar obstrutiva crónica com enfisema dominante e sem enfisema dominante. International Journal of COPD. 2011;6:219-227.

64. Montuschi P. Pharmacological treatment of chronic obstructive pulmonary disease (Tratamento farmacológico da doença pulmonar obstrutiva crónica). International Journal of COPD 2006;1(4):409-423.

65. Vaart HV, Postma DS, Grevink R. Bronchodilation improves endurance but not muscular efficiency in chronic obstructive pulmonary disease. International Journal ofCOPD. 2011;6:229-235.

66. Matera MG, Calzetta L, Segreti A, Cazzola M. Emerging drugs for chronic obstructive pulmonary disease. Info UK. 2012;61-82.

67. Seemungal TA, Hurst JR. Exacerbation rate , health status and mortality in COPD : a review of potential interventions. International Journal of COPD. 2009;4:203- 223.

68. Singh S, Loke YK. An overview of the benefits and drawbacks of inhaled corticosteroids in chronic obstructive pulmonary disease. International Journal of COPD. 2010;5:189-195.

69. Jen R, Rennard SI, Sin DD. Effects of inhaled corticosteroids on airway inflammation in chronic obstructive pulmonary disease: a systematic review and meta-analysis. International Journal of COPD. 2012;7:587-595.

70. Russell R, Singh D. Which bronchodilator in COPD? International Journal of

COPD.2007;2(2):93-94.

71. Singh D. The benefit of combine treatment with corticosteroid and long acting beta agonist. International Journal of COPD. 2006;1(3):207-208.

72. Mensing M. Comparison and optimal use of fixed combinations in the management of COPD (Comparação e utilização óptima de combinações fixas na gestão da DPOC). Revista Internacional de DPOC. 2007;2(2):107-116.

73. Sacrement H, Laval U, Secours CHB, Sainte M. Comparison of Nebulized Budesonide and Oral Prednisolone with Placebo in the Treatment of Acute Exacerbations of Chronic Obstructive. American Journal of Respiratory critical care Medicine. 2002;165:698-703.

74. Reilly JF, Williams AE, Holt K, Rice L, Care P. Defining COPD exacerbations : impact on estimation of incidence and burden in primary care. Primary Care Respiratory Journal. 2006;15:346-353.

75. Davies L, Angus RM, Calverley PMA. Oral corticosteroids in patients admitted to hospital with exacerbations of chronic obstructive pulmonary disease: a prospective randomised controlledtrial. Lancet. 1999;354:456-460.

76. Muris JW. Valor preditivo e utilidade do teste de esteróides orais para o tratamento da DPOC nos cuidados primários: o estudo COOPT. International Journal of COPD. 2009;4:431-436.

77. Poole PJ. Role of mucolytics in the management of COPD (Papel dos mucolíticos no tratamento da DPOC). International Journal of COPD. 2006;1(2):123-128.

78. Dyer F, Callaghan J, Cheema K, Bott J. Chronic Respiratory Disease. Chronic Respiratory Disease. 2012;9(2):83-91.

79. Rosa M, Rous G. Long-term oxygen therapy : Are we prescribing appropriately ? Revista Internacional de DPOC. 2008;3(2):231-237.

80. Kent BD, Mitchell PD, Mcnicholas T. Hypoxemia in patients with COPD: cause , effects, and disease progression. International Journal of COPD. 2011;6:199-208.

81. Ambrosino N, Vagheggini G. Non-invasive ventilation in exacerbations of COPD. International Journal of COPD. 2007;2(4):471-476.

82. Llor C, Ros F. Antibiotic treatment of exacerbations of COPD in general practice : long-term impact on health- related quality of life. International Journal of COPD. 2010;5:11-19.

83. Julien L, Labrecque M, Blais L. Antibiotics used in the ambulatory management of acute COPD exacerbations. International Journal of COPD. 2008;3(2):319-322.

84. Llor C, Hernandez S, Ribas A, Alvarez C, Cots JM, Bayona C, et al. Eficácia da amoxicilina versus amoxicilina / clavulanato nas exacerbações agudas da doença obstrutiva pulmonar crónica nos cuidados primários. International Journal of COPD. 2009;4:45-54.

85. Lee C, Kim DK, Park GM, Lee S, Yim J, Lee JH. Efficacy of levofloxacin versus cefuroxime in treating acute exacerbations of chronic obstructive pulmonary disease. International Journal of COPD. 2013;8:329-334.

86. Sequeiros IM, Jarad NA. Prolongamento do curso de antibiótico intravenoso em paciente adulto com fibrose cística com exacerbação pulmonar aguda. Chronic Respiratory Disease. 2012;9(4):213-220.

87. Martinez FJ, Curtis JL, Albert R. Role of macrolide therapy in chronic obstructive pulmonary disease. International Journal of COPD. 2008;3(3):331-350.

88. Milstone AP. Use of azithromycin in the treatment of acute exacerbations of COPD. International Journal of COPD. 2008;3(4):1-6.

89. Monton C. Long-term azithromycin therapy in patients with severe COPD and repeated exacerbations. International Journal of COPD. 2011;6:449-456.

90. Siddiqi A. Optimizing antibiotic selection in treating COPD exacerbations (Otimizar a seleção de antibióticos no tratamento de exacerbações da DPOC). International Journal of COPD. 2008;3(1):31-44.

91. Shi X, Li H. Anticoagulation therapy in patients with chronic obstructive pulmonary disease in the acute exacerbation stage (Terapia anticoagulante em pacientes com doença pulmonar obstrutiva crónica na fase de exacerbação aguda). Experimental and Therapeutic Medicine. 2013 5(5):1367-1370.

92. Rahman I, Ros C. Antioxidant therapies in COPD. International Journal of COPD. 2006;1(1):15-29.

93. Andron M. Beta-blockers use in patients with chronic obstructive pulmonary disease and concomitant cardiovascular conditions. International Journal of COPD. 2007;2(4):535-540.

94. Stage KB, Middelboe T, Stage TB, Sorensen CH. Depression in COPD - management and quality of life considerations. International Journal of COPD. 2006;1(3):315-320.

95. Nantsupawat T, Limsuwat C, Nugent K. Factors affecting chronic obstructive pulmonary disease early rehospitalization. Chronic Respiratory Disease. 2012;9(2):93-98.

96. Nishimura K, Yasui NT. Percurso clínico para exacerbações agudas da doença pulmonar obstrutiva crónica: desenvolvimento do método e cinco anos de experiência. International Journal of COPD.2011;6:365-372.

97. Reid WD, Goodridge D, Chung F, Hunt MA, Marciniuk DD, Brooks D, et al. Exercise prescription for hospitalized people with chronic obstructive pulmonary disease and comorbidities : a synthesis of systematic reviews. International Journal ofCOPD. 2012;7:297-320.

98. Singh D, Russell R. Influenza infection in COPD. International Journal of COPD. 2007;2(1):1-4.

99. Mackenzie M, Currie GP. Immediate and early discharge for patients with exacerbations of chronic obstructive pulmonary disease : is there a role in " real life "? International Journal of COPD. 2006;1(4):401-407.

100. Seemungal TA, Donaldson GC, Bhowmik A, Jeffries DJ, Wedzicha JA. Time Course and Recovery of Exacerbations in Patients with Chronic Obstructive Pulmonary Disease. American Journal of Respiratory and Critical Care Medicine. 2000;161:1608-1613.

101. Zielinski J, MacNee W, Wedzicha J, Ambrosino N, Braghiroli A, Dolensky J, et al. Causas de morte em doentes com DPOC e insuficiência respiratória crónica. European pubmed central. 1997. 43-47.

102. OMS: As 10 principais causas de morte. OMS. Disponível em: http://www.who.int/mediacentre/factsheets/fs310/en/

103. Akinbami LJ, Liu X. Chronic obstructive pulmonary disease among adults aged 18 and over in the United States, 1998-2009. NCHS Data Brief. (63):1-8.

104. Pandey MR. Prevalence of chronic bronchitis in a rural community of the Hill Region ofNepal (Prevalência de bronquite crónica numa comunidade rural da região montanhosa do Nepal). Thorax. 1984May;39(5):331-336.

105. Mahesh PA, Jayaraj BS, Prabhakar a K, Chaya SK, Vijaysimha R. Identification of a threshold for biomass exposure index for chronic bronchitis in rural women of Mysore district, Karnataka, India. Indian Journal of Medical Research. 2013 Jan;137(1):87-94.

106. Sharma G, Goodwin J. Effect of aging on respiratory system physiology and immunology (Efeito do envelhecimento na fisiologia e imunologia do sistema respiratório). Clinical Intervention Aging. 2006 Jan;1(3):253-260.

107. Sin DD, Anthonisen NR, Soriano JB, Agusti AG. Mortality in COPD: Role of comorbidities. European Respiratory Journal. 2006 Dec [citado 2014 Jul 13];28(6):1245-1257.

108. Macnee W. ABC of COPD Pathology, pathogenesis and pathophysiology (ABC da patologia, patogénese e fisiopatologia da DPOC). British Medical Journal.

2006;332(May):1202-1204.

109. Salvi SS, Barnes PJ. Chronic obstructive pulmonary disease in non-smokers. Lancet. 2009;374(9691):733-743.

110. Lokke a, Lange P, Scharling H, Fabricius P, Vestbo J. Developing COPD: a 25 year follow up study of the general population. Thorax. 2006 Nov [citado 2014 Jul 22];61(11):935-939.

111. Higgins BG, Britton JR, Chinn S, Lai KK, Burney PG, Tattersfield AE. Factors affecting peak expiratory flow variability and bronchial reactivity in a random population sample. Thorax. 1993 Sep;48(9):899-905.

112. Van Helden SN, Hoal-van Helden EG, van Helden PD. Factors influencing peak expiratory flow in teenage boys (Factores que influenciam o pico de fluxo expiratório em rapazes adolescentes). South African Medical Journal. 2001 Nov;91(11):996-1000.

113. Sala E, Alegre L, Carrera M, Ibars M, Orriols FJ, Blanco ML, et al. Supported discharge shortens hospital stay in patients hospitalized because of an exacerbation ofCOPD. EuropeanRespiratory Journal. 2001 Jun;17(6):1138-1142.

114. Prescott E, Lange P, Vestbo J. Chronic mucus hypersecretion in COPD and death from pulmonary infection. European Respiratory Journal. 1995 Aug 1 [citado 2014 Jul 24];8(8):1333-1338.

115. Monso E, Ruiz J, Rosell A, Manterola J, Fiz J, Morera J, et al. Bacterial infection in chronic obstructive pulmonary disease. A study of stable and exacerbated outpatients using the protected specimen brush. American Journal of Respiratory Critical Care

Medicine. 1995 Oct 1;152(4):1316-1320.

116. Sethi S, Murphy TF. Infection in the pathogenesis and course of chronic obstructive pulmonary disease. The New England Journal of Medicine. 2008 Nov 27;359(22):2355-2365.

117. Li XJ, Li Q, Si LY, Yuan QY. Bacteriological differences between COPD exacerbation and community-acquired pneumonia. Respiratory Care Journal. 2011 Nov

118. Arora N, Daga M, Mahajan R. Bacteria for copd. Indian journal of chest diseases allied sciences 2001;43:157-162.

119. Woodhead EM, Schaberg T, Wilson R. Série "Recent Developments In Pulmonary Infections" Bacteria , antibiotics and COPD. European Respiratory Journal. 2001;17(2):995-1007.

120. Michael S, Filer J, Ede A, Schaberg T, Mauch H, Lode H. Exacerbações infecciosas da função de bronquite crónica Etiologia bacteriológica e pulmão. Chest. 1998;113(6):1542-1548.

121. Grossman RF. The value of antibiotics and the outcomes of antibiotic therapy in exacerbations of COPD (O valor dos antibióticos e os resultados da terapia antibiótica nas exacerbações da DPOC). Chest. 1998 Apr;113(4):249-255.

122. Mercer PF, Shute JK, Bhowmik A, Donaldson GC, Wedzicha JA, Warner JA. MMP-9, TIMP-1 and inflammatory cells in sputum from COPD patients during exacerbation. Biomed Central. 2005 Jan [citado 2014 Ago 11];6:151.

123. Rutgers S, Postma D, ten Hacken NH, Kauffman H, van Der Mark TW, Koeter G, et al. Ongoing airway inflammation in patients with COPD who Do not currently smoke. Chest. 2000 May;55:12-18.

124. Saint S, Bent S. Antibiotics in Chronic Obstructive Pulmonary Disease (Antibióticos na Doença Pulmonar Obstrutiva Crónica)

Exacerbações. Journal of AmericanMedical Association. 1996;273(12):957-960.

125. Anthonisen NR, Manfreda J, Warren CPW, Hershfield ES, Harding GK, Nelson NA. Antibiotic Therapy in Exacerbations of Chronic Obstructive Pulmonary Disease (Terapia Antibiótica em Exacerbações de Doença Pulmonar Obstrutiva Crónica). Annals of Internal Medicine. 1987;106(2):196-204.

126. Kollef MH, Vlasnik J, Sharpless L, Pasque C, Murphy D, Fraser V. Scheduled change of antibiotic classes: a strategy to decrease the incidence of ventilator associated pneumonia. American Journal of Respiratory Critical Care Medicine. 1997 Oct;156(4):1040-1080.

127. Hooper DC. Fluoroquinolone resistance Fluoroquinolone resistance among Grampositive cocci. Lancet. 2002;2(September):530-538.

128. Lieberman D, Divora L. Pseudomonal infections in patients with COPD: epidemiology and management. American Journal of Respiratory Medicine. 2003;2(6):459-468.

129. Zheng JP, Kang J, Huang SG, Chen P, Yao WZ, Yang L, et al. Effect of carbocisteine on acute exacerbation of chronic obstructive pulmonary disease (PEACE Study): a randomised placebo-controlled study. Lancet. 2008 Jun 14;371(9629):2013-2018.

# ANEXO

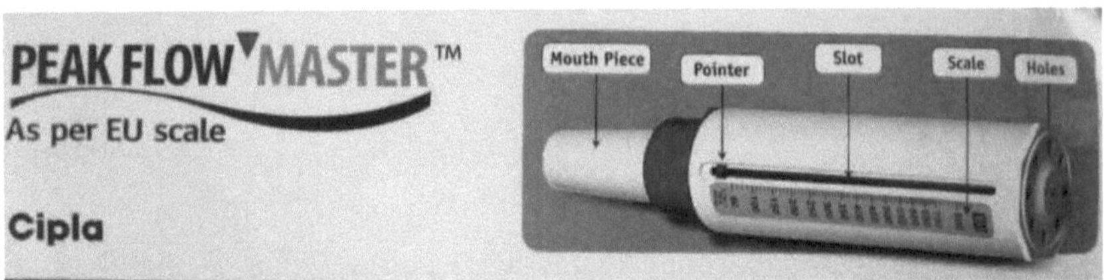


**Figura 21: Partes do medidor de pico de fluxo expiratório**

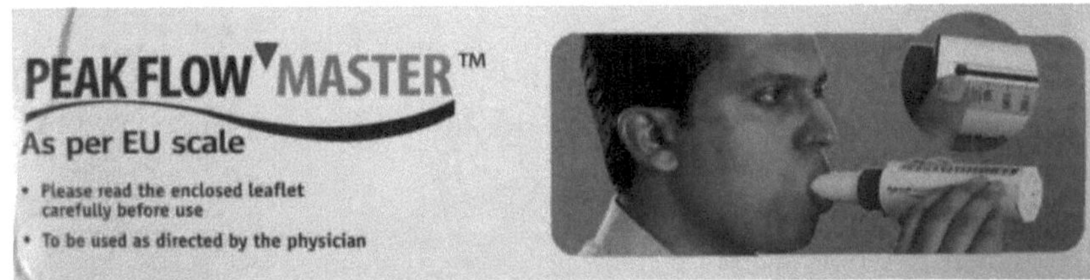


**Figura 22: Utilização do medidor de pico de fluxo expiratório.**

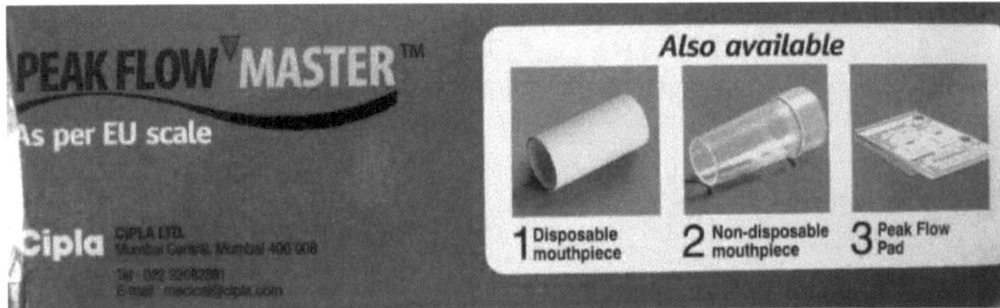


**Figura 23: Partes adicionais do caudalímetro de pico**

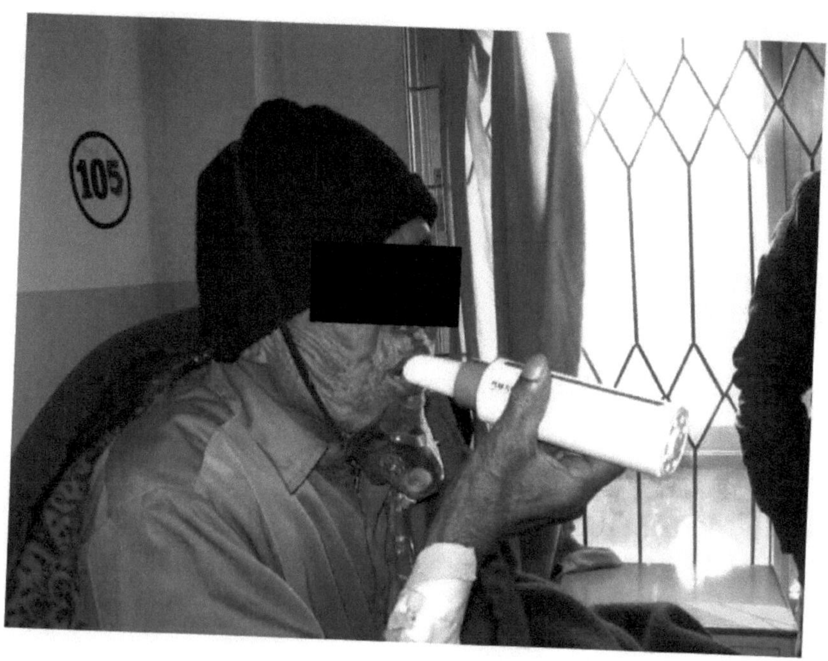


**Figura 24: Doente a realizar o pico de fluxo expiratório.**

# PERFORMA

Nome: Idade: Sexo: Profissão: Endereço:

Diagnóstico:

Data de admissão: Data de alta: N.º do hospital: Unidade: Cama n:

Fumador/não fumador: Duração da estadia: Religião

Nome dos antibióticos

| | | | |
|---|---|---|---|
| Penicillin | amoxicillin+ clavulinic acid<br>Piperacillin +Tazobactum | | |
| Cephalosporin | Ceftriaxone<br>Cefpodoxime | | |
| Tetracycline | Doxycycline | | |
| Macrolide | Azithromycin | | |
| Quinolones | Levofloxacin | | |

Nome do broncodilatador

| | | | |
|---|---|---|---|
| $\beta_2$ agonist | Salbutamol+fluticasone<br>Salbutamol | | |
| Anticholinergic | Ipratropium<br>Tiotropium | | |
| Corticosteroid | Hydrocortisone | | |
| Methylxanthine | Aminophylline<br>Doxophylline | | |

Outros medicamentos

| | | | |
|---|---|---|---|
| | | | |

| | Sputum sample | | Microbiological test | Result | | Blood Analysis | | Peak flow meter | Peak expiratory flow |
|---|---|---|---|---|---|---|---|---|---|
| Quantity | | | Gram stain | | | TLC | | Before therapy | |
| Quality | | | AFB stain | | | DLC | | After therapy | |

Células de pus:

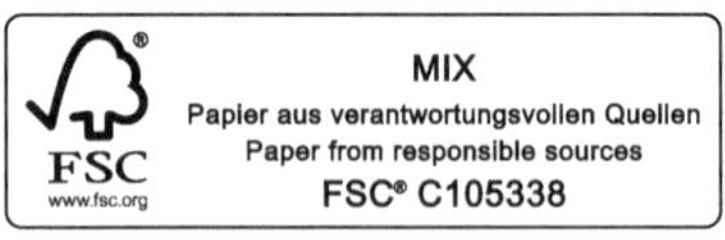


Printed by Books on Demand GmbH, Norderstedt / Germany